PATHOLOGIE GÉNÉRALE

DE

L'EMPOISONNEMENT

PAR L'ALCOOL

PAR

LE Dʳ V. AUDHOUI

ANCIEN INTERNE ET LAURÉAT DES HÔPITAUX DE PARIS.

PARIS

ADRIEN DELAHAYE, LIBRAIRE-ÉDITEUR

PLACE DE L'ÉCOLE-DE-MÉDECINE.

1868

PATHOLOGIE GÉNÉRALE

L'EMPOISONNEMENT

PAR L'ALCOOL

A. Parent, imprimeur de la Faculté de Médecine, rue Mr-le-Prince, 31.

PATHOLOGIE GÉNÉRALE

DE

L'EMPOISONNEMENT

PAR L'ALCOOL

PAR

LE Dr V. AUDHOUI

ANCIEN INTERNE ET LAURÉAT DES HÔPITAUX DE PARIS.

PARIS

ADRIEN DELAHAYE, LIBRAIRE-ÉDITEUR

PLACE DE L'ÉCOLE-DE-MÉDECINE.

1868

PATHOLOGIE GÉNÉRALE

DE

L'EMPOISONNEMENT

PAR L'ALCOOL

CHAPITRE· PREMIER.

ÉTUDE MÉDICINALE DE L'ALCOOL.

Objet de ce travail. — L'alcool, occasion morbide. — Réaction de
l'organisme au contact de l'alcool. — Les vies particulières : la pensée, la sensibilité morale ; la motricité, la sensibilité musculaire et
le pouvoir excito-moteur ; l'appareil des sensations ; l'appareil cardiaco-vasculaire, la fièvre alcoolique, le phénomène du choc ; les
circulations particulières et le grand sympathique ; la sanguification et les glandes. — La vie commune : l'activité végétative ; la nutrition. — L'alcool et l'unité vitale ; il trouble les réactions saines ;
il brise la résistance au froid et à la chaleur.

J'ai fait ce travail pendant l'année 1867, à la Maison de Santé, dans le service de mon maître le
Dr Chauffard. L'alcoolisme n'est pas rare dans cet hôpital, et l'on peut s'y convaincre facilement, combien
les hommes, à quelque position sociale qu'ils appartiennent, estiment les liqueurs spiritueuses et aiment
à en abuser.

Je traite de l'empoisonnement par l'alcool ; je laisse
donc de côté tout ce qu'il y aurait à dire sur l'emploi

hygiénique, alimentaire, thérapeutique de cette substance et des liquides qui peuvent en contenir.

L'abus des boissons fermentées est aussi ancien et
aussi répandu que leur usage. L'ivresse est de tous
les temps et de tous les pays : elle a été célébrée dès
la plus haute antiquité, elle n'a encore rien perdu de
sa faveur. On recherche l'excitation cerébrale et la légère émotion que provoquent ces boissons. Beaucoup
s'en tiennent là ; il en est d'autres, et ils sont nombreux, pour qui s'enivrer est un véritable besoin, qui
dégénère facilement en une sorte de manie.

L'effet des liqueurs spiritueuses varie comme leur
composition ; elles ont toutes une action commune
qu'elles doivent à l'alcool. A ce point de vue, nous
pouvons les considérer comme produisant une même
action toxique : en effet, les qualités particulières du
liquide n'apportent que de superficielles modifications
dans l'action alcoolique, et n'altèrent pas les caractères fondamentaux de l'empoisonnement.

L'alcool ingéré se retrouve dans l'estomac ; une
très-faible quantité se transforme en acide acétique, la
majeure partie demeure dans son état naturel. Ducheck ne l'admet pas ainsi : il veut que l'alcool se
transforme immédiatement en eau et en aldéhyde (1) ;
c'est ce que n'ont pas prouvé les expériences plus ré-
entes de Lallemand, Perrin et Duroy (2).

Pris en certaine quantité, l'alcool peut provoquer

(1) Gazette médicale, 1855.
(2) Du rôle de l'alcool, etc. Paris, 1860.

des vomissements. Il irrite les muqueuses d'autant plus vivement qu'il est plus concentré ; il agit alors comme le fait toute substance caustique ou fortement irritante. Cette action ne lui est pas spéciale, on lui rapporte divers accidents, ainsi : l'inflammation ca-tarrhale, l'inflammation phlegmoneuse de l'estomac. Pennetier, dans sa thèse sur la gastrite alcoolique (1), a particulièrement étudié cette action caustique de l'alcool, qui, pour lui, va même jusqu'à produire l'ulcération. En voici un exemple : « Un homme prend un grand verre d'alcool concentré. Ictère ; mort. Dans l'estomac et dans le tiers supérieur de l'œsophage on trouve des ulcères nombreux, taillés à pic, n'inté-ressant pas toute l'épaisseur de la muqueuse, ovoïdes, d'un 1/2 à 1 centimètre. » On le voit, l'alcool concentré produit sur les parties qu'il touche, les effets com-muns à tous les irritants ; mais ce n'est pas là son action particulière, propre, comme nous le verrons plus tard.

L'alcool passe dans l'intestin, Bouchardat et Sandras l'y ont retrouvé (2). Il irrite l'intestin comme il a irrité l'estomac ; il peut provoquer la diarrhée, qui survient assez fréquemment chez les malades soumis au trai-tement alcoolique.

L'action irritante et caustique de l'alcool, telle que je viens de la donner, est exceptionnelle et se rapporte soit à sa qualité, soit à la quantité ingérée, ou encore à l'état spécial du sujet. Dans les conditions ordinaires

(1) Thèse de Paris, 1865.
(2) De la digestion des boissons alcooliques. Annales de physique et chimie. 1847.

de consommation, nous pouvons considérer cette action comme tout à fait nulle.

Bouchardat et Sandras ont admis que les boissons alcooliques ne subissent, dans l'appareil digestif, d'autre altération que d'être étendues par le suc et le mucus gastrique, la salive et les autres liquides qui peuvent être versés dans l'estomac et l'intestin ; toutefois, une très-faible partie de l'alcool paraît être décomposée. Ils remarquent aussi que l'absorption de cette substance se fait par l'intermédiaire des veines; c'est particulièrement dans l'estomac qu'elle a lieu; quand les boissons alcooliques sont données soit en grand excès, soit mélangées avec du sucre, elle peut se continuer dans tout le reste du tube digestif. Pour eux, les vaisseaux chylifères ne contribuent nullement à cette absorption (1).

L'alcool est absorbé en nature et presque en totalité. Suivons-le dans le sang et dans les organes. Je laisse la parole aux auteurs du *rôle de l'alcool et des anesthésiques dans l'organisme :*

Après l'ingestion de l'alcool, même d'une faible dose, le sang renferme de ce liquide pendant plusieurs heures; sa présence est parfaitement appréciable... Il est porté par le sang dans tous les tissus..., tous les liquides et tous les solides de l'économie renferment de l'alcool... qui paraît s'accumuler plus particulièrement dans certains organes, comme les centres nerveux et le foie... Le tissu cellulaire, musculaire, etc., en retiennent une proportion très-inférieure

(1) Loc. cit.

à celle qui se trouve dans le sang, le foie et le tissu nerveux... Ils ajoutent ensuite : L'alccol introduit dans le sang ne modifie pas la composition ni les caractères de ce liquide.

Contrairement à cette dernière affirmation, Bouchardat et Sandras avaient soutenu que l'alcool s'empare de l'oxygène du sang pour se transformer en eau et en acide carbonique (1).

Les auteurs du *Compendium* admettent que l'alcool, mêlé au sang de la saignée, empêche la coagulation, qu'il détruit la fibrine (2). C'est probablement en s'appuyant sur ce fait que Legras a pu avancer : que chez les grands buveurs, le sang est épais, mais fluide, qu'il se coagule très-lâchement, contient peu de fibrine et beaucoup d'albumine (3).

Perrin, revenant sur cette question, dans le *Dictionnaire encyclopédique*, dit que la seule chose que présente le sang chez les sujets ivres, ou qui ont succombé aux suites de l'ivresse, c'est une grande quantité de globules graisseux libres, parfois visibles et reconnaissables à l'œil nu (4). Les auteurs du *Rôle de l'alcool* avaient constaté que le sang artériel reste rutilant et conserve toutes ses qualités apparentes, presque jusqu'au moment de la mort.

L'alcool, au moins dans les circonstances communes et lorsqu'il pénètre par absorption, ne paraît donc pas agir d'une manière énergique et évidente sur la masse sanguine.

(1) Loc. cit. et Ann. de thérap. 1847.
(2) Compend. de méd., t. V, p. 460, colonne 1.
(3) Legras, Thèse de Paris, 1867.
(3) Vol. II. Alcool (Act. physiol., p. 582).

Mais que devient l'alcool dans l'organisme? Cette question est loin d'être résolue.

Pour Liebig, il n'y a pas de difficulté à cet égard : l'alcool est un aliment de l'ordre des respiratoires; son rôle est de produire de la chaleur; il ne peut en produire qu'en brûlant; il absorbe de l'oxygène et se transforme en eau et en acide carbonique.

Bouchardat et Sandras, dans le travail dont j'ai déjà parlé, admettent cette opinion : l'alcool se transforme immédiatement en eau et en acide carbonique; dans quelques cas, toutefois, on retrouve dans le sang de l'acide acétique, produit intermédiaire de combustion alcoolique. Une petite portion du liquide spiritueux peut échapper à cette décomposition; elle s'évapore alors par le poumon et peut être recueillie avec les gaz et les vapeurs qui s'exhalent continuellement des alvéoles pulmonaires.

Nous avons vu que pour Ducheck, auteur qui paraît ennemi de toute hésitation, l'alcool arrivé dans l'estomac se décompose en aldéhyde et en eau. Or ce corps, l'aldéhyde, absorbé, plus avide d'oxygène encore que l'alcool, brûle rapidement et produit en se transformant en acide acétique et en acide oxalique, des acétates et des oxalates qu'il est facile de retrouver dans le sang. Ainsi l'alcool subit dans l'organisme une décomposition progressive qui le fait entièrement disparaître (1).

Perrin, Lallemand et Duroy, ont combattu ces diverses opinions, et de leurs expériences ils concluent que, pendant la vie et après la mort, on ne trouve

(1) Loc. cit.

dans le sang et dans les tissus aucun des dérivés oxygénés de l'alcool, tels que l'aldéhyde, l'acide acétique, etc...., que l'aldéhyde introduit dans [l'estomac est absorbé et se retrouve dans le sang; il s'y transforme en partie et produit de l'acide] acétique, jamais de l'acide oxalique...., Enfin, qu'après l'ingestion de l'alcool, on ne trouve l'aldéhyde ni dans l'urine ni dans les produits de l'exhalation pulmonaire. L'alcool séjourne donc inaltéré dans le sang et dans les tissus (loc. cit.).

Bouchardat, et son opinion en ces matières a quelque valeur, reprenant cette question dans l'*Annuaire de thérapeutique* de 1862, affirme de nouveau que la plus grande partie de l'alcool absorbé par l'économie vivante se détruit et se transforme en eau et en acide carbonique. Il rejette les conclusions de Lallemand et Perrin, et, s'adressant à Ducheck, il déclare qu'il n'a jamais trouvé d'aldéhyde dans le sang, mais quelquefois de l'acide acétique.

Espérons que de nouveaux travaux jetteront la lumière sur cette question difficile et controversée.

Les chimistes, toujours en souci d'applications médicales, et beaucoup de médecins avec eux, n'ont pas hésité à tirer toutes sortes de conclusions des opinions que je viens d'exposer. Ce qu'on a dit à ce sujet est assez connu. Quelques-uns soutiendront que l'alcool est un aliment; d'autres diront que non; tous s'appuieront sur la base inébranlable des faits, et nous les laisserons dire.

Que l'alcool finisse par être partiellement ou totalement décomposé dans les organes, ou bien encore qu'il ne le soit pas du tout, pouvons-nous en déduire que c'est un aliment ou un agent toxique? L'eau est-elle décomposée et toutes les substances décomposées dans l'organisme sont-elles donc des aliments? L'expérience vulgaire sera toujours beaucoup plus forte que la chimie la plus délicate, pour élever une substance à la dignité d'aliment; et le vin restera un précieux aliment en dépit de toutes les théories.

Les études chimiques précédentes nous font voir l'alcool imprégnant tous les tissus, baignant tous les éléments organisés, depuis la cellule nerveuse jusqu'au noyau de la substance conjonctive. Or tous les éléments vivants réagissent à ce contact. Ils sont touchés, impressionnés par l'alcool; ils sont lésés par lui.

« Le mode d'action du poison peut, en quelque sorte, se comparer à un traumatisme interne et caché. Le poison, il est vrai, ne blesse pas en intéressant la matière organique dans sa continuité ou dans sa grosse composition chimique; ses blessures sont moins apparentes et saisissables, quoique vives et pénétrantes; il lèse dans ses plus délicates nuances la composition intime de la texture organique, les vibrations latentes, les mouvements insensibles, essentiels au mouvement de la vie et que le physiologiste est souvent impuissant à percevoir et à définir..... Dans les intoxications comme dans les traumatismes, la lésion est le fait primordial et nécessaire; la réaction organique vient après..... » (1).

Mais quelle forme affecte cette lésion traumatique,

(1) Chauffard, De la spontanéité et de la spécificité dans les maladies, p. 41.

physique ou chimique, que produit l'alcool? Nous l'ignorons absolument, peut-être ne l'ignorerons-nous pas toujours. En attendant, il nous est permis de saisir dans son principe la réaction qui s'élève au contact de cette substance, réaction qui nous donnera la raison et la loi de tous les faits que nous aurons à étudier plus tard.

Pouvons-nous établir pour l'alcool une dose toxique, une limite entre la quantité utile et la quantité nuisible? Cette délimitation est toujours chose délicate et tout particulièrement ici. En effet, l'alcool entre dans la composition de beaucoup de substances utiles et même alimentaires. Ce n'est pas un agent immédiatement nuisible : l'organisme aime une légère stimulation alcoolique et la sédation nutritive qui l'accompagne; on s'habitue parfaitement à l'action de l'alcool. Il en est qui useront largement et longtemps des spiritueux sans arriver à l'abus; d'autres, au contraire, ne pourront commettre le moindre excès sans un dommage parfois très-grand. Tout dépend de l'idiosyncrasie individuelle, de la sensibilité spéciale de chacun de nous à l'impression des liquides alcooliques; aussi est-il très-difficile, sinon impossible, de fixer une dose toxique pour l'alcool, et je ne le tenterai pas.

Nous connaissons l'action de l'alcool concentré sur les parois de l'estomac; nous avons considéré ce liquide comme un agent caustique. On a poursuivi cette idée, et beaucoup n'hésitent pas à rapporter à son action fortement irritante les inflammations du poumon, qu'il n'est pas rare de voir se développer brusquement chez les gens en état d'ivresse.

Laborderie-Boulou a cherché à prouver d'une façon convaincante cette action irritante des alcooliques sur le parenchyme pulmonaire. Il admet que dans ces cas l'inflammation est due à l'alcool, qui irrite directement les vésicules en s'éliminant à travers leur paroi (1). Il cite, à l'appui de cette opinion, plusieurs observations qui ne sont pas très-concluantes. Il est fort difficile de faire la part de l'alcool au milieu des nombreuses influences morbides qui peuvent assaillir l'ivrogne, et qui provoquent si facilement chez lui des inflammations de toute espèce, des bronchites et des pneumonies. Je ne pense pas, cependant, qu'on puisse rejeter absolument l'action irritante des vapeurs alcooliques sur le poumon, et je crois qu'il est naturel de penser que l'irritation est quelquefois assez vive pour provoquer directement l'inflammation des bronches, des vésicules pulmonaires et du larynx. Ceux qui, d'ailleurs, ne voudront pas admettre cette action, ne feront pas difficulté, je pense, de reconnaître la susceptibilité toute particulière que l'alcool crée aux organes respiratoires, et qui les rend si sensibles à l'action fâcheuse des agents extérieurs.

L'appareil pulmonaire est pris assez fréquemment chez les buveurs. Dans quelques cas exceptionnels, l'alcool pénètre dans l'organisme par cette voie ; c'est par là que s'échappe en très-grande partie celui que l'absorption intestinale a jeté dans le sang et les tissus. Aussi, de tous les organes d'élimination c'est le poumon qui a le plus à souffrir.

Lallemand, Perrin et Duroy, tout en reconnaissant

(1) Thèses de Paris, 1849.

que de grandes quantités d'alcool s'échappent par le poumon, ont étendu à tous les émonctoires ce travail éliminateur. Ils ont retrouvé l'alcool en nature, non-seulement dans les produits respiratoires, mais encore dans les urines et dans la sueur (loc. cit.).

L'alcool ingéré en quantité modérée, dit Baudot, n'est pas éliminé par l'urine. Dans certains cas, cependant, on peut en retrouver des traces presque inappréciables; dans des cas exceptionnels, on peut encore trouver de l'alcool dans l'urine, mais toujours en quantité très-petite par rapport à la masse ingérée (1).

L'élimination par les sueurs est également très-minime. On a rapporté à cette élimination les plaques d'eczéma, que l'on observe quelquefois chez les buveurs. L'alcool irriterait la glande sudoripare comme il irrite l'alvéole pulmonaire et la vessie.

J'ai vu des plaques d'eczéma disséminées sur les quatre membres d'un jeune homme, marchand de vin, grand buveur. Il entra dans notre service pour de la dyspepsie, du tremblement et quelques légères hallucinations. C'était la première fois qu'il était atteint d'une maladie de peau. Nous ne pûmes rattacher cet eczéma à une affection évidente ou à l'action de quelque agent irritant commun. Serait-il irrationnel de l'attribuer, dans ce cas, à l'irritation provoquée par l'élimination de l'alcool à travers les glandes cutanées?

Pour que l'alcool, agent toxique, agisse, il doit être

____

(1) Union médicale, 1863.

absorbé ; il doit se mettre en contact avec l'élément vivant. On ne peut admettre l'opinion de ceux qui veulent que l'alcool n'agisse que par l'intermédiaire des nerfs, épuisant son action sur les extrémités nerveuses sans être absorbé ni conduit dans le torrent de la circulation. Que pourrait produire, en effet, l'alcool, s'il n'agissait que sur l'extrémité des nerfs ? L'expérience de tous les jours ne nous l'apprend-elle pas ?

Sur la peau saine, il produit un sentiment de fraîcheur, qu'une chaleur plus ou moins douce efface bientôt. Sur les plaies, il produit, en outre, de la douleur. Appliqué sur les muqueuses, il détermine un sentiment d'astriction, de desséchement, de froid, de chaleur et de cuisson, parfois de la douleur, qui peut être violente, brûlante, quand on a ingéré une quantité notable d'alcool concentré ; mais, pour si vive qu'elle soit, nous n'aurons pas l'ivresse, nous aurons tout au plus les lipothymies, la syncope, la résolution, accidents que provoquent les grandes douleurs épigastriques. Voilà la seule action que l'eau-de-vie exerce sur les centres nerveux par l'intermédiaire des nerfs. Joignons-y l'impression agréable ou désagréable qu'elle produit sur les sens du goût et de l'odorat. Laissée dans ces limites, l'action de l'alcool sur les extrémités nerveuses ne saurait être contestée.

Le corps vivant aborde le monde extérieur par une grande variété d'organes, supports et centres des vies particulières. Ces organes, par leurs facultés spéciales, traduisent ordinairement d'une façon plus énergique que la fonction commune ou nutritive, et plus manifeste à nos yeux, les impressions reçues. Aussi, l'action de l'alcool sur les vies particulières a-t-elle été connue de tout temps. Quoiqu'il agisse sur la nutrition avec une grande énergie, cette influence profondément cachée n'a pu être mise au jour que par les recherches modernes. L'action de l'alcool est d'autant plus éclatante que la fonction particulière qui réagit est plus éloignée de la vie commune : témoin son effet si vif sur les actes intellectuels et sur la vie animale ; commençons par cette dernière.

Tout le monde connaît l'effet céphalique et exhilarant des liqueurs spiritueuses. Rien n'égale sous ce rapport les vins naturels, qu'ils contiennent peu ou beaucoup d'alcool. A quelle distance ne sont-ils pas de la bière, du cidre, du poiré? On n'oserait les comparer aux eaux-de-vie de grains, de betterave, enfin au vin d'industrie, drogues aujourd'hui si répandues, occasions principales de l'empoisonnement alcoolique. Le bon vin porte invinciblement à la joie. Il stimule rapidement et agréablement la pensée ; la physionomie s'anime, devient très-mobile, la parole vive et fréquente, les mouvements prompts, l'entraînement facile ; tout traduit une formation plus rapide d'idées, une excitation intellectuelle. De la légère stimulation au délire et au coma, il y a une foule de degrés, chacun peut les imaginer facilement, il est donc inutile d'en parler.

Jetons un coup d'œil cependant sur la sensibilité propre aux fonctions intellectuelles. L'alcool agit tout particulièrement sur cette sensibilité. Cette sensibilité, indépendante de l'appareil des sensations, tient sous sa domination et les affections morales, et les passions, et toute cette cohorte d'états intellectuels et moraux, qui constituent le caractère de chacun de nous. L'alcool excite la sensibilité morale, la met au premier plan, la livre à toutes les impressions ; la volonté perd ses droits sur elle. Il y a une sorte de balancement entre la volonté et la sensibilité : les personnes les plus sensibles ont la volonté la plus faible ; celles qui, au contraire, sont froides ou insensibles, ont en général la volonté la plus forte. L'alcool rend plus sensible, il pousse toutes les forces nerveuses vers la sensibilité. La reflexion qui ne peut s'exercer que dans le calme intellectuel, et qui n'appartient qu'à l'homme arrivé à la pleine possession de lui-même, la réflexion, dis-je n'existe plus. Elle s'efface pour faire place à une spontanéité déréglée et capricieuse, image, en quelque sorte, de celle que nous présente l'enfant. L'homme pris de vin est un véritable enfant : il en a les colères, les joies, les tendresses, les frayeurs, les élans, sans crainte ; il se livre brusquement, tout entier ; il oublie les caresses tout aussi vite que les injures. La réflexion ne lui appartient pas plus qu'elle n'appartient à l'enfant. Enfin, la volonté s'affaiblit, s'éteint peu à peu, jusqu'à ce qu'elle disparaisse complétement, et alors nous sommes dans l'aliénation pure, le délire le plus complet, qui ne tarde pas à être effacé par le sommeil.

A l'excitation intellectuelle soulevée par l'alcool, correspondent les modifications de la physionomie, une parole plus abondante et des mouvements plus nombreux. Les mouvements, d'abord parfaitement soumis à la volonté, déviennent bientôt incohérents, désordonnés et sans relation aucune avec les idées. Au milieu des gesticulations variées, on peut saisir de légers tremblements ou frémissements, surtout marqués à la langue et aux lèvres ; les mains n'en sont pas exemptes. La respiration devient plus fréquente, spasmodique et s'entrave. Dans l'ivresse complète enfin, surviennent de grandes convulsions.

Nous venons de voir la volonté s'effacer peu à peu, et disparaître à mesure que se développe l'excitation générale : il s'ensuit que l'appareil musculaire, que la volonté commande à l'état normal, livré en quelque sorte à lui-même, traduit plus librement l'impression que lui fait éprouver l'alcool. Il entre en action sous cette influence, en dehors de la volonté. Mais sur quel élément de cet appareil l'alcool agit-il ? Sur la fibre musculaire, ou sur le système nerveux ?

L'appareil musculaire de la vie animale se compose de trois éléments : la fibre musculaire, le nerf et les parties qui lui correspondent dans le centre cérébro-rachidien, formant un tout, que l'analyse seule peut momentanément séparer. On lui attribue deux facultés, à savoir : la contractilité et le pouvoir excito-moteur. Eh bien ! sur laquelle de ces facultés agit l'alcool ? Sur l'une ou l'autre, ou bien sur les deux ? Mais d'abord, existe-t-il là véritablement deux facultés distinctes ?

La fonction propre du muscle, sa fonction spéciale est la contractilité, c'est là le pouvoir du muscle. Mais pour agir, il faut que le muscle ait d'abord été sollicité à l'acte, qu'il ait senti la sollicitation. Sentir d'une certaine manière et se mouvoir, voilà ce que désigne le mot contractilité. On pourrait dire encore : la fonction musculaire, comme toute autre fonction, peut se décomposer en deux actes, la sensibilité musculaire et la contractilité. Le muscle possède certainement en lui-même le pouvoir contractile ; il ne tient pas ce pouvoir de sa liaison avec le système des nerfs. Cela est surabondamment prouvé aujourd'hui. D'ailleurs, ne savons-nous pas que beaucoup de muscles sont isolés et sans aucune connexion nerveuse ? Par exemple : les muscles des petits vaisseaux, ceux de l'utérus gravide ; et certes, on ne leur contestera pas le pouvoir de se contracter.

Le muscle sollicité directement se contracte ; il se contracte aussi quand l'excitant est porté sur le nerf. L'excitation du nerf ou du muscle conduit au même résultat, qui est de faire développer le pouvoir contractile, la fonction musculaire. Le nerf et le muscle n'ont qu'une manière de répondre à l'excitant, ils n'ont donc qu'une seule et identique manière de sentir. La sensibilité du muscle, la sensibilité du nerf sont donc une seule et même sensibilité, sensibilité correspondant au pouvoir contractile, et qui n'est autre chose que la sensibilité musculaire. C'est la sensibilité musculaire que nous trouvons dans le nerf moteur : aussi l'excitation de ce nerf ne pourra jamais produire que la contraction du muscle.

Qu'est donc le pouvoir excito-moteur, sinon la sensibilité musculaire elle-même, projetée dans le nerf et arrivant là à sa plus haute puissance ? Le nerf de mouvement est l'organe de la sensibilté musculaire, comme le poumon est l'organe de la fonction respiratoire, le rein, l'organe de la fonction urinaire, etc ;

la fibre contractile centralise en son nerf toute sa
sensibilité, tellement, que le muscle à l'état normal paraît ne pas sentir l'excitation directe (je parle
des muscles de la vie animale). Il semble nécessaire
que l'excitation passe par le nerf pour parvenir au
muscle, afin que celui-ci puisse se contracter vivement, sûrement, totalement. Dans le nerf, la sensibilité musculaire se perfectionne; elle s'élève à un
degré supérieur, presque à l'intelligence.

Il n'y a pas dans le nerf de pouvoir indépendant,
d'une autre nature que le pouvoir du muscle ; le pouvoir excito-moteur n'existe pas. L'appareil moteur est
un, la fonction motrice est une. Il n'y a dans cet appareil qu'une sensibilité, la sensibilité musculaire,
et qu'une manière de répondre à l'impression sentie,
la contraction du muscle. L'alcool agit sur la sensibilité spéciale de l'appareil musculaire ; il irrite cette
sensibilité, et de là résultent tous les troubles dans
les mouvements, dont j'ai parlé.

L'alcool, nous venons de le voir, affecte la pensée
et la motricité ; il agit aussi sur l'appareil des sensations. Les modifications les plus remarquables de
cet appareil se montrent dans l'ivresse : troubles
divers de la vue et de l'ouïe, vertiges, tintements,
bourdonnements d'oreille; fourmillements, perversion complète dans le sens du tact; le sentiment de la
douleur disparaît, etc.

La volonté ne domine pas seulement la pensée, elle
domine la vie animale tout entière. Elle se soumet
les grandes fonctions qui constituent cette vie. A mesure que la volonté s'efface, ces fonctions s'isolent ;

poussées par l'alcool, elles se perdent dans des efforts sans unité, sans règle et sans but, par conséquent, pénibles à accomplir et entraînant rapidement la faiblesse et l'affaissement de la vie animale.

L'alcool agit sur le centre encéphalo-rachidien. Attaque-t-il plus particulièrement certaines parties de ce centre ? Voyons ce que les physiologistes en ont dit.

D'après Flourens, il y a analogie entre les accidents dus à l'ingestion de l'alcool et ceux qu'amène l'ablation du cervelet. En outre, l'alcool atteint le cerveau proprement dit et trouble les facultés intellectuelles. Pour lui donc, l'alcool agit d'une façon toute particulière sur le cerveau et le cervelet (1).

L'opinion de Lallemand et Perrin est moins exclusive : ..... « Mettant à nu, disent-ils, la moelle épinière et les nerfs, chez un animal en état d'ivresse, on peut s'assurer, en irritant, en piquant, en broyant le tissu nerveux, que l'alcool, tant qu'il séjourne en quantité suffisante, abolit la sensibilité et la motricité des nerfs et les propriétés excito-motrices de la moelle, en commençant par la queue de cheval, pour aboutir au moment de la mort à la moelle allongée » (2).

Ainsi l'alcool paraît atteindre indifféremment tous les éléments du centre céphalo-rachidien. Il excite l'encéphale et la moelle épinière, il excite le bulbe. À l'excitation du bulbe, nous devons rapporter l'accélération des mouvements respiratoires : la respi-

(1) Recherches expérimentales sur les propriétés et les fonctions du système nerveux dans les animaux vertébrés. Paris, 1842, p. 400. VIe expér. sur le cervelet.
(2) *Loc. citat.*

ration devenant haute, parfois spasmodique, et à
certains moments comme anxieuse. En très-grande
partie, nous devons lui rapporter aussi, d'après Schiff,
l'accélération et la force plus grande des mouvements
du cœur (1).

Il s'est produit, depuis quelque temps, au sujet de
l'excitation circulatoire, qui suit l'ingestion d'une
certaine quantité d'alcool, une nouvelle manière de
voir,

L'alcool excite l'appareil cardiaco-vasculaire. Le
cœur bat et plus énergiquement et plus vite, le pouls
devient superficiel, ample et dur ; la température s'é-
lève et s'égalise dans toutes les parties. il y a une
sorte d'expansion sanguine ; les veines se dessinent et
deviennent visibles, surtout aux mains et aux poignets,
elles offrent à la pression une certaine résistance. Le
système entier des vaisseaux est impressionné. Or
c'est à cette excitation cardiaco-vasculaire, que l'on
donne aujourd'hui le nom de fièvre alcoolique. Il
existe bien une fièvre provoquée par l'alcool ; elle est
de même ordre que les inflammations dont j'ai parlé ;
c'est une fièvre éphémère, qui peut s'élever à la suite
d'une forte ivresse ; elle n'a rien de commun avec
l'excitation vasculaire dont nous traitons actuellement.

Revenons à notre prétendue fièvre alcoolique. Je
ne sais quelle étrange fatalité pousse les savants de
toute nuance, les chimistes et les physiciens, à venir
creuser des ornières sur le domaine de l'art. Suivant

____

(1) Béclard, Physiologie ; 4e édit , p. 281. Schiff admet que les excitations faibles du bulbe et du pneumo-gastrique (l'excitation alcoolique, par exemple) accélèrent les mouvements du cœur.

Marey, la dilatation des capillaires produit la force et la fréquence des battements cardiaques, l'accélération du mouvement circulatoire, la chaleur et la rougeur de la peau, la bouffissure des extrémités, c'est-à-dire l'état fébrile (1). Si l'on ne voit dans la fièvre que les seuls phénomènes qu'indique Marey, on peut bien donner le nom de fièvre à l'excitation vasculaire que produit l'alcool.

Mais la surexcitation vasculaire et toutes ses conséquences est un symptôme de la fièvre, au même titre que le malaise, la courbature, l'anorexie, etc.; et Marey est singulièrement suranné quand il vient nous donner ce symptôme, qui peut manquer, pour la fièvre elle-même. La fièvre n'est pas une maladie de telle ou telle fonction, de telle ou telle humeur, un trouble de tel ou tel organe; c'est une maladie de toute la substance. Il n'est pas jusqu'au plus petit élément vivant qui n'y concoure pour sa part et selon ses moyens. Marey, quoique physicien, n'est pas plus autorisé à la faire consister en une dilatation des capillaires, en une excitation circulatoire, que nous ne le sommes, nous, à appeler fièvre, le malaise, l'insomnie, la soif, la constipation et tout autre symptôme pouvant paraître dans l'état fébrile.

L'excitation vasculaire que produit l'alcool n'a de commun avec l'état fébrile que l'activité plus grande de la circulation; cela ne suffit pas pour créer une fièvre alcoolique. Le professeur Monneret insiste sur ce point dans son *Traité de Pathologie interne* : « Il n'y a pas de fièvre, dit il, quoique le pouls soit animé de

____

(1) Marey, Circulation du sang (Physiol. médic.; voir la 2e partie).

pulsations plus énergiques et plus fréquentes, et que
la chaleur soit accrue » (1).

Un auteur anglais, le Dr Marcet, a émis une opinion
que l'on pourrait développer. Il admet l'action directe
de l'alcool sur les éléments constitutifs des centres
nerveux; mais, en outre, il pense que l'alcool peut
exercer sur ces centres, indépendamment de toute
absorption, une action manifeste par l'intermédiaire
des nerfs. Il agirait sur l'appareil des sensations, qui
envoie aux centres l'impression reçue. Cette manière
de voir, je l'ai dit, n'a rien que de très-rationnel;
elle est parfaitement exacte. Or, d'après Marcet, l'impression alcoolique périphérique, transmise dans les
centres, peut donner naissance à un choc. Le choc
correspond à ce que nous appelons être foudroyé (2).
Sous l'influence de l'alcool, nous pouvons observer
le choc; mais il est produit par des causes plus com-
plexes que celles invoquées par le Dr Marcet. Une douleur extrême peut certainement le produire; l'alcool
est-il capable de déterminer une pareille douleur ?
L'homme ivre tombe tout à coup dans le coma, la résolution, et il meurt; la congestion violente de l'encéphale et la congestion pulmonaire me paraissent
jouer ici un plus grand rôle, dans la production du
choc, que l'impression que l'alcool peut faire à la périphérie.
Le choc, la sidération, la suppression subite de
l'activité fonctionnelle, se montrent d'une manière

____

(1) Vol. III, p. 55.
(2) Marcet, Medic. Times and Gazet. 1860, vol. I, p. 215, etc. On
the action of alcohol, etc.

évidente dans la vie animale. Tout le monde connaît la suspension des fonctions nerveuses qui survient sous le coup de fortes émotions, ou sous l'influence de troubles violents et imprévus. C'est un choc passager. Les femmes nerveuses y sont fort sujettes. Au réveil, l'encéphale ne reprend jamais immédiatement son ton habituel. Le plus souvent, les idées sont troublées, obscures, confuses, la volonté impuissante, le caractère modifié; quelquefois, au contraire, la vie animale se relève rapidement de cette faiblesse momentanée; elle est surexcitée et capable d'efforts qui, peut-être, lui eussent été impossibles avant l'accident. Nous pouvons étendre le choc à l'appareil cardiaque. La syncope n'est-elle pas un véritable choc?

Le cœur est un des organes les plus sensibles. Centre d'un appareil placé entre la vie animale et la vie végétative, il participe de ces deux vies. Il en a les diverses sensibilités. Le cœur est véritablement animé, il possède à un haut degré la sensibilité animale, il en éprouve toutes les émotions, il en subit toutes les défaillances. Le cœur s'arrête brusquement, sous le coup d'une impression pénible. Tantôt il réagit vivement, avec une énergie tumultueuse; d'autres fois, il semble se dégager péniblement de l'émotion qu'il vient d'éprouver : la pulsation est faible, irrégulière, intermittente et n'arrive que peu à peu au type normal.

L'irritation galvanique du pneumogastrique détermine invariablement sur le cœur les phénomènes du choc. Le pneumogastrique représente la sensibilité animale du cœur, comme les filets sympathiques représentent sa sensibilité organique ou végétative.

L'irritation du pneumogastrique produit la syncope, le choc, la sidération du cœur, la faiblesse de sa fonction. L'irritation violente du pneumogastrique peut tuer le cœur, comme l'irritation violente des centres nerveux peut tuer la vie animale.

Ce que je viens de dire du cœur, touchant la sensibilité animale et les phénomènes du choc, arrive à d'autres organes et par exemple, aux appareils vasculaires particuliers. Les nerfs qui animent ces appareils proviennent de la moelle et du grand sympathique. Nous retrouvons ici le système des nerfs du cœur. L'irritation galvanique des nerfs qui émanent du centre spinal, produit subitement le collapsus des muscles vasculaires et la dilatation consécutive des vaisseaux, sous la pression de l'ondée sanguine. Ainsi, partout où pénètre la vie animale, nous pouvons observer le choc. L'alcool ne le cause pas directement, mais il place l'organisme dans des conditions telles, qu'il peut l'éprouver à la moindre occasion. Il me paraît, comme je l'indiquerai au chapitre 2, que certaines congestions violentes et subites, qui surviennent chez les alcooliques, sont dues à une sidération subite, à un véritable choc du système des circulations particulières. C'est là le détour qu'il faut prendre, pour bien saisir le choc alcoolique admis par le Dr Marcet.

La circulation s'active sous l'influence de l'alcool; en même temps, la chaleur s'élève, s'étend à la périphérie; la peau se colore, s'anime surtout à la face; ces phénomènes dépendent de la dilatation des petits vaisseaux. Les muscles vasculaires cèdent sans résistance à la pression de la colonne sanguine, chassée par le cœur. Ces muscles paraissent épuisés : ils le sont en effet. Ils ne sont plus capables de répondre vivement à leurs excitants naturels. Ils sont tellement énervés, si je puis ainsi dire, qu'une excitation, même légère, loin de les soulever et les pousser à l'acte, achève de les affaiblir. Le sang surcharge les petits vaisseaux. Il n'est pas un organe, pas un appareil où ces faits ne s'observent. Ceci me conduit à parler du grand sympathique, qui tient sous sa dépendance les circulations locales.

Il n'y a pas de séparation absolue, d'antagonisme, entre le grand sympathique et le centre céphalo-rachidien. L'unité règne dans les fonctions nerveuses; toutes ces fonctions, à l'état normal, convergent vers un but, une fin commune. Elle sont tellement unies que, si l'une de ces fonctions s'exagère, l'autre s'abaisse. Les exemples de ce que j'avance sont nombreux. Excitez fortement la vie animale, vous aurez aussitôt une sédation du grand sympathique, et inversement. L'appel des forces nerveuses, vers l'appareil génital, dans l'acte du coït, épuise d'abord le grand sympathique et provoque la dilatation des capillaires et la diffusion de la chaleur ; il épuise ensuite la vie animale, et le sommeil s'ensuit.

L'alcool pousse toutes les forces nerveuses vers les facultés animales : de là, un épuisement, une énervation du grand sympathique et la dilatation des vaisseaux. L'énervation finit aussi par s'étendre aux facultés génitales.

L'action de l'alcool sur la sanguification est incontestable ; mais cette action est-elle directe ? Bouchardat l'admet ainsi : l'alcool rend le sang veineux, en s'emparant de l'oxygène, que les globules devraient fixer, il produit la pléthore veineuse, il tue le sang par asphyxie. Ces résultats, je l'ai dit, ont été contestés. L'influence indirecte de l'alcool sur le sang me paraît beaucoup plus certaine. En effet, tous les organes concourent à la sanguification ; elle résulte de leur fonctionnement ; elle se modifie toutes les fois que se modifient les fonctions. Or il n'est pas une fonction, pas même la nutrition, que l'alcool ne trouble et ne modifie.

On connaît l'action des glandes, sur la constitution de la masse sanguine. Le sang subit l'influence de leur moindre dérangement. L'alcool impressionne vivement les glandes.

Cl. Bernard a prouvé, dans ses *Leçons sur les substances toxiques*, que l'alcool étendu d'eau, active toutes les sécrétions du tube digestif. C'est un excitant des glandes de cet appareil. Mais, quand il est concentré, il irrite fortement ces glandes et suspend leur sécrétion. Quelquefois, on voit survenir l'ictère, à la suite d'un excès considérable de boissons, chez des sujets sobres habituellement : on peut admettre dans ces cas, que l'alcool, arrivant en masse dans le foie, l'a profondément lésé.

L'alcool pousse à la sueur ; son action diurétique est parfaitement connue. Il n'est pas jusqu'aux glandes séminales, qui ne soient elles-mêmes stimulées par les liqueurs spiritueuses. Le vin aiguillonne les désirs vénériens ; cette excitation du reste

est passagère, souvent même elle est à peu près
nulle.

Nous savons maintenant, ce que deviennent les vies
particulières sous l'action de l'alcool. J'arrive à l'é-
tude de la vie commune : c'est-à-dire, de cette fonction vitale, que possèdent tous les organes, tous les
appareils, toute partie vivante, quelle que soit sa fonction spéciale.

Toute substance vivante, naît, se développe, engendre et meurt; toute substance vivante doit se nourrir :
ce sont là des fonctions communes; végétation et nutrition sont deux points de vue de la fonction vitale
commune. On les confond ordinairement sous le nom
d'activité nutritive; on pourrait tout aussi bien les
confondre sous le nom d'activité végétative, généra-
tive : la nutrition n'est-elle pas une véritable génération?

L'alcool agit d'une façon évidente sur ces deux éléments. Je commence par la végétation. Ce point a été
éclairé par les expériences faites sur le pansement des
plaies par l'alcool. Voici les résultats obtenus : je les
tire de la thèse de de Gaulejac (1).

L'influence de l'alcool sur les plaies qui doivent
suppurer est très-remarquable. La suppuration apparaît le deuxième ou troisième jour. Elle se montre
surtout et débute par les points où le contact de l'alcool a été moins assuré. Le quatrième jour, la suppu-

(1) Thèse de Paris, 1864.

ration est complétement établie. Les bords de la plaie ne se tuméfient pas, ou à peine. La suppuration est toujours très-peu abondante. « Nous avons vu dit-il, quelques cas où, malgré l'étendue de la plaie, la suppuration était presque nulle ; à peine, après vingt-quatre heures, s'en était-il produit une légère couche qui s'enlevait avec le gâteau de charpie qui la recouvrait. » Le bourgeonnement de la plaie paraît un peu retardé ; les bourgeons sont de bonne nature, petits, serrés, coniques, d'une coloration rosée vive ; ils marchent franchement à la cicatrisation.

Il ajoute plus loin : « Toutes nos plaies réunies immédiatement (pansées à l'alcool), quels que fussent leur forme, leur siége, et leurs complications, ne nous ont présenté que des phénomènes inflammatoires nuls ou peu tranchés. Les bords, habituellement tuméfiés et douloureux durant les premiers jours, par le pansement simple, sont toujours restés souples et à l'abri de gonflement trop considérable. Bien plus, nous avons vu plusieurs fois, sous l'influence de l'alcool employé vers le troisième ou quatrième jour d'une plaie, l'inflammation déjà développée disparaître rapidement... Dans les décollements étendus de la peau, dans les fusées purulentes profondes, où la suppuration, sans être de mauvaise nature, épuise le malade par son abondance et sa durée, les injections et les pansements alcooliques sont de la plus grande utilité... Ils tarissent en peu de temps la sécrétion du pus, ou du moins la diminuent considérablement et favorisent le recollement des clapiers ».

L'alcool modifie donc l'activité végétative de la plaie ; il ne s'agit pas ici d'une action caustique. La plaie cesse de former des globules de pus; la végétation prend une autre tournure, une autre direction: il ne se forme plus des leucocytes, mais du tissu conjonctif. La cicatrice se forme, à mesure que disparaît l'excitation inflammatoire.

Remarquons qu'il faut une somme d'irritation, un effort vital plus considérable, pour former du pus que pour engendrer du tissu conjonctif. Le pus est, en quelque sorte, un produit plus achevé, supérieur au tissu conjonctif, plus organisé. Le leucocyte arrive rapidement à l'état adulte et ne tarde pas à décliner. Il n'en est pas ainsi du tissu conjonctif, qui semble rester dans une perpétuelle jeunesse, toujours prêt à générer des éléments normaux ou morbides mieux formés et plus terminés que lui. L'alcool ne favorise pas le développement des éléments supérieurs, il pousse vers la production indéfinie les éléments inférieurs, le tissu commun, conjonctif; il active son pouvoir végétatif, mais cette activité modifiée n'engendrera rien de supérieur à ce tissu. Pour si vive qu'elle soit, cette activité n'arrivera jamais qu'à produire du tissu conjonctif. Ce point intéressant demande de plus amples développements; je me propose d'y revenir dans la suite de ce travail.

Passons à la nutrition proprement dite, qui comprend les deux actes essentiels d'assimilation et de désassimilation. L'alcool agit énergiquement sur la nutrition.

Introduit dans l'organisme, il abaisse la quantité d'acide carbonique exhalé. «Après un usage modéré des spiritueux, dit Lehmann, l'excrétion de l'acide

carbonique diminue d'une manière absolue; elle diminue aussi relativement à la quantité d'oxygène absorbé » (1). Pour Vierordt, l'acide carbonique diminue
presque à l'instant; cette diminution dure environ
deux heures, et les proportions normales d'acide carbonique reparaissent ensuite (2).

L'action de l'alcool sur la production de l'urée est
peut-être moins évidente. Cela vient de ce que les
recherches ne peuvent porter que sur la quantité
d'urée excrétée par le rein, quantité qui n'est pas toujours dans un rapport exact avec celle que la désassimilation jette dans le sang. En général, sous l'influence de l'alcool, on voit cette substance se montrer
en moindre quantité dans l'urine.

Cette diminution dans la proportion d'urée excrétée,
ainsi que dans l'exhalation de l'acide carbonique, ne
provient pas d'une altération de la fonction des organes chargés de rejeter ces produits au dehors. Il importe de le remarquer, ces organes éliminent moins
parce qu'il y a moins à éliminer. L'alcool abaisse
donc l'activité du mouvement dénutritif: opinion admise généralement aujourd'hui (3).

On peut établir un rapport assez étroit entre le
besoin de manger et l'état de la nutrition; si l'on
veut encore, entre la nécessité d'assimiler et la désassimilation. Or sous l'influence de l'alcool, le besoin de s'alimenter diminue. Cette diminution n'est
pas due à l'irritation de la muqueuse gastrique, car ce

(1) Précis de chim. physiol. anim. Paris, 1855, p. 358.
(2) Cité par Milne-Edwards, Phisiolog. comparée.
(3) Voir les auteurs qui se sont occupés du rôle alimentaire de
l'alcool.

manque de besoin peut exister, alors que les fonctions gastriques se font très-normalement. Ce n'est pas non plus parce que l'alcool nourrit: ce que l'ivrogne prend de cette substance ne saurait compenser la quantité d'aliments ordinaires qu'il devrait absorber. Les gens adonnés aux boissons alcooliques mangent moins, parce que, chez eux, la nécessité de prendre des aliments a diminué; ce besoin tend à disparaître, à proportion que s'affaiblit l'activité nutritive.

L'alcool abaisse l'activité vitale commune. Tous les échanges nutritifs sont diminués. Il agit comme fait le froid; chez les animaux hibernants, la nutrition étant moins active, la nécessité de réparation diminuant, il est évident que le besoin de manger doit s'affaiblir. Ainsi l'alcool abaisse l'activité nutritive, ce que prouve l'affaiblissement des actes assimilatifs et désassimilatifs.

Nous avons vu l'alcool agir sur les vies particulières; nous connaissons son influence sur la vie commune. Il ne nous reste plus maintenant qu'à dégager le mode d'action qu'il exerce sur l'unité vitale elle-même. Or le plus grand caractère de cette unité, le premier, se résume en ces mots : harmonie, équilibre, stabilité. Ces qualités sont le fondement de l'énergie vitale, des actes réguliers et normaux, de la résistance de l'être vivant à toutes les causes extérieures de trouble, et le fondement aussi des réactions médicatrices. Ce caractère de l'être, en possession de sa pleine puissance, persiste-t-il en face et sous l'influence de l'alcool?

Loin de là. Nous voyons l'alcool pousser à l'acte les vies particulières, les forces agissantes, comme dirait Barthez ; nous le voyons exciter les propriétés végétatives, en même temps qu'il abaisse l'activité nutritine, racines des forces agissantes. Ainsi, désharmonie dans la vie commune, d'où émanent toutes les vies particulières ; les propriétés végétatives s'isolent des propriétés nutritives. Ainsi, désharmonie dans les rapports des forces agissantes aux forces radicales poussées en sens inverse : celles-ci s'affaiblissant d'autant plus qu'elles ont à lutter contre l'action dépressive de l'alcool et la faiblesse qui résulte de tout ébranlement trop vif et artificiel des forces en action.

Et les fonctions nerveuses, centres supérieurs de la vie animale et de la vie végétative, ne les voyons-nous pas profondément atteintes dans leur équilibre normal ? Entraînement de toute activité nerveuse vers le centre céphalo-rachidien ; faiblesse de l'activité ganglionnaire qui, d'un autre côté, ne trouve plus dans la vie nutritive affaiblie l'excitation suffisante à son libre fonctionnement. De cette double cause de faiblesse va résulter la résolution parfois subite des fonctions nerveuses végétatives, qui sont immédiatement nécessaires au maintien de la vie.

Ces troubles profonds de l'innervation ne sauraient exister sans apporter un désordre notable dans les rapports qui unissent entre eux les grands appareils et toutes les vies particulières. Le *consensus unus*, sur lequel repose toute stabilité vitale, toute énergie, s'efface, et chaque organe livré à lui-même agit en dehors de toute règle. Dans l'ivresse, à mesure qu'elle se prononce, nous voyons disparaître successivement

toutes les forces agissantes, opprimées sous l'exagération fonctionnelle d'un seul appareil, l'appareil sanguin.

Ce profond désaccord que jette l'alcool dans la succession des fonctions se retrouve évident, quoique très-
affaibli, dans les réactions intempestivement troublées
par l'administration de cette substance. Qu'on lise les
observations de Gingeot qui portent sur des pneumonies : « Je ne nie point, dit-il, que les effets produits
par l'alcool aient semblé parfois inégaux, qu'on ait
vu en plusieurs occasions le pouls s'accélérer, alors
que la respiration se ralentissait ou que la chaleur
diminuait, et réciproquement..... » Et, dans l'observation 7, ne voit-on pas la transpiration, abondante
jusque-là, cesser tout à coup, et la peau devenir sèche
et brûlante? Sont-ce là des types de réactions franches?
« ..... Je reconnais aussi que dans un petit nombre de
cas, continue Gingeot, l'eau-de-vie a paru aggraver
momentanément la situation des malades; mais ces
faits ne prouvent rien, à mon avis, contre le traitement alcoolique» (1).

En effet, ces inégalités dans la réaction ne prouvent
rien contre le traitement alcoolique. Ce traitement,
en dépit des aventures de Todd et de quelques autres,
sera toujours utile : il rendra les réactions franches
et salutaires quand il sera indiqué (2). Mais elles
prouvent que l'alcool jeté au milieu d'un mouvement
médicateur favorable, ou administré en dehors de tout

(1) Gingeot, Thèse de Paris, 1867.
(2) Voir *in* Dict. encyclop. les sages et nombreuses restrictions que
le professeur Béhier apporte à la méthode dite de Todd.

besoin, trouble, altère ce mouvement et provoque le désaccord dans la réaction. Voilà ce que démontrent la plupart des observations de Gingeot, et ses propres conclusions viennent à l'appui de ce que j'ai avancé.

Il est une fonction qui peut servir à mesurer exactement toute l'étendue de ces troubles jetés dans l'harmonie des fonctions : c'est la calorification. Or que devient-elle sous l'action de l'alcool? L'alcool abaissant l'activité nutritive, doit abaisser la température animale, mais ce n'est pas là le fait important. L'organisme, impressionné par l'alcool, n'est plus apte à réagir contre l'action dépressive du froid : on sait combien le froid est funeste aux buveurs.

«Les personnes chez lesquelles la résistance vitale faillit facilement, disent Trousseau et Pidoux, sont incapables de cette excitation spontanée qui, chez les autres, contrebalance l'action dépressive du froid, comme de cette sédation spontanée qui doit combattre l'influence oppressive et accablante d'une chaleur excessive. De tels individus sont promptement engourdis par le froid et anéantis par la chaleur » (1).

N'est-ce pas là le cas de ceux qui abusent des liqueurs spiritueuses?

(1) Traité de thérapeutique, vol. II, p. 421, 7e édit.

CHAPITRE II.

DE L'ALCOOLISME.

De la prédisposition à l'intoxication alcoolique et de la résistance à l'alcool. — Conditions extérieures de cet empoisonnement. — L'ivresse et la fièvre éphémère qui la suit. — L'alcoolisme. — Séméiologie de l'alcoolisme : la congestion, l'hypergénèse et la dégénération graisseuse, l'état nerveux, les troubles de la fonction des glandes et la dyspepsie des buveurs. — La cachexie alcoolique : l'état gras, la vie nerveuse, la génération et son produit. — Influence de l'alcoolisme sur le développement des diverses maladies.— De la réaction médicatrice dans l'alcoolisme : l'adynamie, l'ataxie, la malignité.

J'ai cherché à faire connaître, dans l'étude qui précède, le mode réactif vivant qui s'élève sous l'impression de l'alcool. C'est dans ce mode que se trouvent le sens et la raison des actes constitutifs de l'empoisonnement alcoolique. Cette étude nous a montré ceux-ci dans leur origine, dans leur principe; nous n'avons plus qu'à les suivre dans leur développement.

L'empoisonnement par l'alcool ne s'établit pas d'emblée. Il est évident qu'une disposition particulière des individus est nécessaire pour qu'il se développe. La résistance que l'organisme oppose est très-vive : elle a des degrés infinis. Il est vraiment étonnant de voir à quels excès de liqueurs spiritueuses certains hommes peuvent se livrer, et cela pendant de longues années, sans éprouver aucun accident!

La prédisposition à l'intoxication alcoolique, quoique très-obscure, n'en existe pas moins. Les variations extrèmes de l'action de l'alcool, la résistance forte ou faible que chacun oppose à ses effets, prouvent assez la part importante que doit prendre la prédisposition dans la production des maladies alcooliques.

Mais, en dehors de la résistance vitale et de la prédisposition, il est un certain nombre d'autres conditions qui ont une influence des plus manifestes sur le développement de l'intoxication. La plupart appartiennent aux liqueurs spiritueuses elles-mêmes, à leur composition, à leur mode d'administration, etc. D'autres, moins importantes, résident dans le sujet ou en dehors de lui; telles sont : l'âge, le tempérament, le genre de vie, le climat......

L'intoxication alcoolique peut s'observer à tout âge, dans les deux sexes, dans toutes les conditions sociales et dans tous les pays. Le climat, en dehors de toute autre cause, paraît exercer une notable influence sur l'action de l'alcool. Il est formellement établi, par les recherches statistiques, que les maladies alcooliques sont bien plus communes et plus graves, dans les pays très-froids et très-chauds, que dans les contrées tempérées. Il est nécessaire d'ajouter que les plus grands excès d'eau-de-vie se commettent dans le Nord et dans les régions tropicales. Le délire alcoolique est à peine connu parmi les habitants des départements méditerranéens de la France; il devient d'autant plus fréquent qu'on s'avance vers les départements septentrionaux.

Il ne m'a pas paru que les buveurs qui font surtout usage d'eau-de-vie soient plus maigres et plus secs que les buveurs de vin ou de bière. Les alcooliques que j'ai observés avaient de l'embonpoint. On rencontre, il est vrai, difficilement chez nous un buveur exclusif d'eau-de-vie : pour moi, je n'en ai pas vu ; aussi ne me prononcerai-je pas d'une façon absolue. Je pense toutefois que l'action desséchante rapportée spécialement à l'eau-de-vie doit être assez variable et doit dépendre beaucoup de l'individu et de sa manière de vivre. Il est admis aussi que la bière tourne très-rapidement l'organisme à la graisse.

Les qualités propres de l'alcool ne sont pas sans exercer une certaine influence sur son mode d'action. Les alcools d'industrie, l'alcool mauvais goût, sont certainement plus nuisibles que la bonne eau-de-vie de vin. Ils provoquent plus rapidement la stupeur et le collapsus du système nerveux. Les vins naturels peuvent être bus en quantité abondante sans déterminer aucun accident grave.

On ajoute souvent au vin une certaine quantité d'alcool pour lui donner plus de force et de montant. Ce mélange est mauvais. Il n'est pas indifférent pour le consommateur de boire une même quantité d'alcool, soit en simple mélange, soit comme formant un des principes constituants du vin. Les ouvriers qui prennent surtout ces sortes de liquides savent que les vins additionnés d'eau-de-vie sont plus pernicieux que des quantités beaucoup plus fortes de vin naturel.

L'action des alcooliques est très-énergique quand ils sont pris en dehors des repas. Je dois signaler surtout comme particulièrement fâcheux l'usage qui tend à se répandre, de prendre le matin, à jeun, de grandes quantités de vin blanc. Les vins blancs sont en général peu falsifiés. Ils énervent beaucoup : ceux qui manipulent ces vins ou qui en boivent ne l'ignorent pas. Les tremblements apparaissent plus tôt et deviennent plus manifestes que par l'abus du vin rouge ou de la bière. Le système nerveux paraît plus profondément affecté : l'ivresse du vin blanc est furieuse. Je ne serais pas étonné que l'usage immodéré de ce vin n'exerçât une certaine influence sur la terminaison fâcheuse du délire alcoolique.

Les quantités considérables de liquide ingérées par certains buveurs de bière doivent certainement modifier les effets du peu d'alcool que ces liquides contiennent. Règle générale, au milieu des plus grandes variations, les liquides spiritueux exerceront une action d'autant plus énergique, qu'ils seront plus chargés de principes alcooliques.

A l'encontre de l'alcool, occasion morbide, et sous l'influence des diverses conditions que je viens de signaler, s'élèvent deux ordres de phénomènes :

1° Des accidents qui naissent, se développent et disparaissent avec l'occasion : c'est l'*ivresse*.

2° Un état affectif particulier, qui, une fois déterminé, devient permanent et n'a pas besoin pour se développer et se réaliser de la présence de l'alcool. Je donne le nom d'*alcoolisme* à cet état affectif (1).

(1) Magnus Huss a créé le mot alcoolisme. Il donne ce nom aux effets produits par l'alcool sur le système nerveux. Il divise l'alcoo-

L'ivresse et l'alcoolisme sont les deux termes de l'empoisonnement par l'alcool. Ils sont indépendants l'un de l'autre, car on arrive à l'alcoolisme sans passer fatalement par l'ivresse. Il faut donc les séparer et les distinguer avec soin.

On me permettra de ne pas décrire l'ivresse et ses diverses variétés.

Les individus qui s'enivrent facilement et sont malades après chaque excès, sont moins sujets aux manifestations morbides alcooliques que ceux qui supportent sans accidents immédiats de grandes quantités de vin ou d'eau-de-vie. Ces derniers, qui se vantent d'ailleurs de cette solidité, semblent offrir une résistance remarquable à l'agent toxique. Ils sont cependant bien plus profondément atteints que les autres. Ils succombent inopinément au délire; ils passent très-rapidement à la cirrhose, à la paralysie générale. Quelle est la cause de ces variations ?

L'alcool, comme tous les irritants, soulève des réactions communes : j'ai parlé de l'inflammation. Il peut produire aussi un mouvement fébrile qui termine l'ivresse chez certains individus. L'organisme, irrité, violenté par l'alcool, ne va pas seulement alors qu'au mode réactif propre à cette substance, il va jusqu'à la réaction commune, contre toutes les causes morbifiques; une fièvre éphémère d'irritation s'élève, maladie

lisme en aigu et en chronique : il rapporte à la première variété l'ivresse et le *delirium tremens*.

Racle, Lancereaux, Fournier, etc., font du mot alcoolisme le synonyme d'empoisonnement par l'alcool.

franche, simple, qui efface dans son évolution toute trace d'impression alcoolique. Il me paraît donc que cette fièvre, chez ceux qui en sont affectés, fait disparaître en grande partie l'action propre de l'alcool. Ces individus ressentent plutôt l'action irritante générale de cet agent toxique que son action particulière. La fièvre qui termine l'ivresse semble éloigner l'établissement de l'alcoolisme.

Mais on s'habitue à l'action des spiritueux, et la réaction commune fébrile ne se montre plus; ou bien encore l'organisme se laisse entraîner tout d'abord dans le courant alcoolique, sans réagir, comme chez ceux qui supportent très-facilement l'alcool. Dans les deux cas, on arrive fatalement au deuxième terme de l'intoxication, à l'alcoolisme.

L'alcoolisme a de nombreuses manières de se manifester. La congestion, le flux, le délire, les troubles du sentiment et du mouvement, les troubles nutritifs et végétatifs, etc., lui servent de symptômes. On s'est peu occupé jusqu'ici d'établir exactement quels sont les modes pathogéniques que revêt l'alcoolisme dans ses manifestations. On lui en a attribué qui ne lui appartiennent point : tels que l'inflammation, soit aiguë, soit chronique, les productions tuberculeuses, ou encore les végétations du cancer.

Lancereaux, dans son article du *Dictionnaire encyclopédique* (1), n'hésite pas à considérer comme manifestations alcooliques toutes les lésions que l'analyse

(1) Art. *Alcoolisme*, vol. II.

nécroscopique lui a permis de constater chez les vieux ivrognes. Puis, par une de ces inconséquences qu'il n'est pas rare de rencontrer, il réduit à deux tous ces modes pathogéniques, à savoir : la production du tissu conjonctif nouveau, la dégénération graisseuse. Ainsi, d'un côté, pas de limites, le vague le plus absolu ; de l'autre, oubli complet de la plupart des manifestations de l'empoisonnement.

Il m'a paru que l'on pouvait réduire à quatre les symptômes de l'alcoolisme qui sont :

La congestion, se rapportant aux troubles de l'appareil vasculaire ;

L'hypergénèse et la dégénération graisseuse, se rapportant aux troubles nutritifs et végétatifs ;

L'hétérocrinie, qui se rapporte à ceux de la fonction des glandes ;

Enfin la névrose, qui a son origine dans les modifications supportées par l'appareil nerveux.

Ces symptômes, ou modes pathogéniques, sont les éléments constitutifs de toute maladie alcoolique, soit qu'ils existent seuls, soit qu'ils s'unissent ensemble pour former une maladie plus ou moins composée.

Je commence par la congestion. Ce mode pathogénique est très-fréquent dans l'alcoolisme. Il se montre seul ou associé à d'autres symptômes de la maladie, soit qu'il les précède, soit qu'i se développe en même temps qu'eux. La congestion alcoolique peut se montrer dans tous les organes : elle atteint particulièrement le foie, le cerveau, les poumons. En général, son début est brusque. Elle est fixe et se répète

le plus souvent sur l'organe déjà frappé ; on peut
très-bien lui appliquer cet aphorisme : la congestion
appelle la congestion. Les déterminations locales de
ce symptôme dépendent de l'idiosyncracie de chacun
et dans certains cas des circonstances extérieures.

Les congestions alcooliques sont très-variables dans
leur intensité et dans leur durée ; elles peuvent être
persistantes et souvent alors elles sont liées à un travail nutritif et végétatif obscur. Parfois, rien n'égale
leur violence, surtout quand elles atteignent les poumons et le cerveau. Il n'est pas rare, dans ces cas, de
les voir se terminer par hémorrhagie. Elles peuvent
s'accompagner de réaction générale ; il ne faudrait
pas sur cette seule indication se mettre à tirer du
sang : les forces se dépriment facilement et subitement dans l'alcoolisme. Quand la congestion se
trouve associée aux troubles nutritifs et végétatifs,
elle peut être peu apparente, avec des exacerbations
présentant les caractères des hyperémies franches :
ceci, par exemple, s'observe à la période initiale de la
cirrhose du foie.

La peau n'est pas à l'abri des congestions alcooliques. C'est la face et tout particulièrement le nez qui
souffre de ce symptôme : la couperose des buveurs
est commune. Les veines cutanées deviennent vari-
queuses, la peau s'épaissit, et des boutons d'acné s'é-
lèvent sur un fond rouge violacé.

Les poumons sont fréquemment hyperémies chez
les alcooliques. Le trouble vasculaire peut y être, en
quelque sorte, permanent. Cet état n'est certainement
pas sans influence sur la susceptibilité toute particu-

lière que présentent ces organes. On sait combien sont fréquentes chez les buveurs, les maladies inflammatoires du larynx, des bronches et du parenchyme pulmonaire. Les occasions extérieures, le froid vif, la chaleur excessive, ont une action très-marquée sur la production des congestions pulmonaires, qui sont, avec les cérébrales, une cause très-fréquente de mort.

Chez les femmes alcooliques, le flux sanguin est appelé du côté de l'utérus, par l'habitude des hémorrhagies périodiques. Le Dr Launay signale ce fait, en termes précis, dans sa lettre à *l'Union médicale* de 1862. «Chez les femmes, dit-il, qui boivent de l'alcool, les règles se rapprochent, il y a parfois de véritables pertes. »

Jetons un coup d'œil sur la théorie pathologique de l'hyperémie. Quel est le dérangement initial et producteur de ce symptôme ? Ce dérangement n'est pas toujours le même, car l'hyperémie ne se présente pas constamment avec des caractères identiques ; ce serait mal la juger que de la juger toujours sous un unique point de vue.

La congestion, dans l'ivresse, est lente et graduelle. Nous voyons les capillaires se dilater, à mesure que s'exaltent les fonctions cérébro-spinales. La surexcitation intellectuelle ou animale détermine une sédation équivalente, un épuisement du grand sympathique et la dilatation des petits vaisseaux. Je n'insiste pas sur la théorie pathologique de cette variété. Mais, chez le buveur, il en est une autre très-remarquable, qui se distingue de celle dont je viens de parler. Ce n'est plus un trouble graduel et en parfait accord avec la surexcitation cérébrale; l'hyperémie est brusque, violente, foudroyante, apoplectique, très-fréquemment suivie d'hémorrhagie. Elle frappe surtout l'appareil cérébro-spinal et l'appareil pulmonaire.

Or, ces deux variétés de congestion ont-elles pour origine le même dérangement initial? je le crois, d'autant moins que, pour si violente que soit la première, elle ne se développe jamais que par degrés successifs et toujours parallèlement à l'excitation animale. Et de plus, la seconde complique fréquemment la première et souvent n'est nullement en rapport avec les troubles cérébraux. La première est générale, s'étendant à tous les organes et appareils, la seconde se détermine en un point limité.

Le dérangement initial et producteur de ces congestions brusques me paraît être dans le trouble d'une des facultés nerveuses de l'organe affecté. Nous avons vu, au chapitre premier, que le système des circulations particulières possède la sensibilité animale, nous leur avons appliqué le phénomène du choc. Nous avons assimilé la dilatation subite des capillaires de la face, sous le coup de la honte par exemple, ou de toute autre émotion, à la syncope cardiaque, à la sidération, au choc du centre céphalo-rachidien. A vrai dire, les circulations particulières ont leur syncope, comme le cœur; et la congestion subite et foudroyante qui frappe les poumons et le cerveau ne peut-elle pas se considérer comme une syncope de leur appareil vasculaire? La congestion, dans ces cas, doit être attribué à la suspension subite des propriétés animales de ces appareils vasculaires particuliers.

Le dérangement initial porte donc encore sur le système nerveux, mais ce dérangement est moins général, il agit sur une des facultés spéciales du grand sympathique, qu'il puise dans le centre de la vie animale, par l'intermédiaire de ses filets rachidiens. Ainsi, syncope vasculaire, paralysie subite des muscles lisses; par suite, la circulation particulière se trouve tout à coup soumise à l'impulsion violente du cœur. Cette syncope est d'autant plus imminente, les accidents qui s'ensuivent sont d'autant plus graves, que les facultés végétatives du grand sympathique sont elles-mêmes affaiblies et incapables de relever et de soutenir le système défaillant. Telle est la théorie pathologique, qui me semble donner la raison de cette deuxième variété de congestion. En dehors de l'ivresse, ces deux théories peuvent s'appliquer aux congestions alcooliques pures, car elles se présentent fréquemment sous l'un et l'autre aspect.

Je passe au second symptôme de l'alcoolisme qui a son origine dans les troubles nutritifs et végétatifs.

Lancereaux, nous l'avons dit, ne voit dans l'alcoolisme, que de la graisse et du tissu conjonctif. Il se flatte d'avoir formulé, sous ces expressions, la caractéristique de la maladie. Que dis-je, anatomo-pathologue décidé, ne croit-il pas avoir vu sous cette forme (graisse et fibres connectives) la cause elle-même ? La lésion est donc la base sur laquelle il s'appuie pour développer ses idées sur l'alcoolisme. Soutenu par une inébranlable patience, nous avons lu les pages nombreuses du *Dictionnaire encyclopédique*, qu'il consacre à la description nosographique de la maladie. Nous avons été forcé de reconnaître combien est juste l'appréciation suivante de l'auteur sur son propre ouvrage : page 571, 4ᵉ ligne. « .... L'analyse qui précède..... (45 pages)..... ne permet ni de reconnaître ni de diagnostiquer sûrement l'alcoolisme. »

Reconnaîtrons-nous mieux l'alcoolisme avec le résumé de ces 45 pages, que Lancereaux donne à la suite, et qu'il a le courage d'appeler une synthèse ?

Cependant, avant lui, Fournier, traitant le même sujet, avait parfaitement reconnu qu'il n'y a pas que des troubles de nutrition dans l'alcoolisme, quand il dit : les désordres qui atteignent le système nerveux peuvent se ranger en deux classes : les uns sont de simples troubles fonctionnels,.... les autres sont liées à des altérations matérielles (1). Il s'ensuit que la caractéristique de maladie n'est pas fournie par la lésion isolée, puisque la lésion n'est pas le seul symptôme de l'alcoolisme.

Virchow a parfaitement démontré qu'une tumeur, ou plus généralement une lésion, ne peut se développer dans le corps comme un produit indépendant. La lésion est une partie du corps, elle ne lui est pas seulement contiguë, elle procède de lui et est soumise à ses lois (2). Il y a donc quelque chose qui précède la lésion, c'est l'organisme lui-même, mais l'organisme affecté, troublé dans son développement normal et dans une de ses facultés particulières. La maladie, mode anormal de la vie, est donc supérieure à la lésion, puisqu'elle l'engendre.

(1) Dict. de médecine et de chirurgie pratiques, art. *Alcoolisme*.
(2) Traité des tumeurs.

« La lésion, dit Chauffard, est le symptôme des troubles supportés par la fonction de nutrition, d'assimilation, de composition et de décomposition orga- . nique. » La lésion certainement caractérise la maladie, puisqu'elle n'est que la maladie elle-même se développant sur les facultés nutritives de l'être ; mais, pour l'alcoolisme, la lésion ne le caractérise pas plus que la congestion, la névrose, l'hétérocrinie, symptômes de troubles supportés par des fonctions spéciales, et qui sont au même titre que la lésion, et tout aussi souvent, des actes par lesquels l'affection alcoolique aime à se développer.

Ces considérations, je pense, doivent suffire pour faire comprendre pourquoi nous plaçons l'hypergénèse et la dégénération graisseuse, au milieu des symptômes de l'alcoolisme ; pourquoi enfin, nous les considérons comme effets de la maladie, et non comme sa cause.

L'activité nutritive, ou la vie commune, peut se considérer sous deux points de vue (chap. 1) : l'assimilation et la désassimilation, qui constituent la nutrition proprement dite ; le développement des éléments organisés de leur naissance à leur mort, ou l'activité végétative à laquelle se rapporte l'irritation formatrice de Virchow (1). L'alcoolisme agit à la fois sur ces deux facultés de la vie commune. Les troubles de la nutrition se présentent sous la forme de l'état gras, qui, à dire vrai, ne constitue pas un état morbide : je le décrirai plus loin. Les troubles de la végétation vont

(1) J'admets la théorie du développement continu de cet auteur.

m'occuper spécialement. Ils sont intéressants à tous les titres, surtout lorsqu'ils persistent et s'essentialisent. Ils donnent alors naissance aux maladies organiques et fournissent ainsi de nouveaux développements à l'affection.

Les troub'es alcooliques de la végétation portent sur tous les éléments vivants, tout aussi bien sur la masse commune, conjonctive, plasmatique, que sur les éléments supérieurs, glandulaires, musculaires ou nerveux. La lésion produite par ces troubles de la fonction commune se présente sous deux aspects, selon leur origine et leur siége : d'un côté, l'hypergénèse conjonctive ; de l'autre, la dégénération graisseuse. Cette lésion, quoique différente dans sa forme, est identique dans sa nature : tout dépend des éléments anatomiques affectés. Toutefois, l'accord est loin d'être unanime, et l'opinion la plus répandue n'est pas celle que j'avance. Pour beaucoup de médecins, le trouble nutritif alcoolique ne porte que sur la masse commune, qui produit du tissu conjonctif nouveau. Or, ce tissu enveloppe, étouffe les éléments supérieurs, les tue par compression. La compression, et non l'alcoolisme, est donc la cause de leur dégénération. Je crois cette théorie fausse, au moins en ce qui concerne la maladie que nous étudions.

Si nous considérons un organisme dans son complet développement, que trouvons-nous? Une masse commune répandue partout (tissu muqueux, celluleux, conjonctif), que l'on pourrait tout aussi bien appeler masse ou organe plasmatique ; et, de plus, s'élevant au-dessus de cette masse, des éléments bien dessinés, de forme variée et caractéristique, supérieurs à l'organe plasmatique d'où ils émanent, car aux fonctions de cet organe ils joignent des facultés particulières. Les propriétés végétatives sont communes à tous ces éléments constitutifs de l'être vivant; ce qui pousse et trouble les propriétés végétatives des uns peut agir de même sur les propriétés végétatives des autres.

La vie végétative ne rétrograde pas; troublée dans son évolution normale, elle marche toujours vers son terme d'un pas plus ou moins rapide. Que l'irritation porte, par exemple, sur les facultés végétatives d'un tissu jeune, encore indifférent, et ce tissu, s'il n'est pas mortifié, va produire, il va engendrer des éléments nouveaux qui prendront ensuite des directions diverses, suivant la nature et l'intensité de l'irritation. Que celle-ci porte maintenant sur un élément arrivé au point culminant de son évolution, à son état adulte, ce qui le rend alors un élément supérieur, condition organique de faculté spéciale, cet élément irrité n'engendrera que bien rarement, il terminera plus tôt son évolution, il dégénérera, s'infiltrera de graisse, disparaîtra, et malgré des résultats si opposés dans l'un et l'autre cas, les processus seront identiques et dépendront d'un trouble des propriétés végétatives des tissus vivants.

Ce qui se passe dans l'inflammation ne confirme-t-il pas ce que je dis? Nous voyons les éléments supérieurs, à forme de cellules ou de fibres, activer leur mouvement nutritif, se troubler, devenir granuleux et disparaître en même temps que se développent et se multiplient les noyaux de la substance conjonctive. Or, nous observons des phénomènes identiques dans l'alcoolisme. Les facultés végétatives de tous les éléments, troublées et poussées en avant, vont provoquer ici l'hypergénèse conjonctive, et là, la dégénération graisseuse ; et ces deux résultats seront dus à des troubles de même nature.

Ces lésions alcooliques isolées et le plus souvent associées, peuvent donner naissance aux désordres les plus variés, selon les organes et les appareils affectés, et aussi selon l'étendue des troubles végétatifs. Comme toute lésion persistante, elles produisent soit un simple vice de conformation, soit encore une infirmité organique ; enfin, le plus souvent, une maladie nouvelle, secondaire, symptomatique, mais indépendante de la maladie primitive. Habituellement, ces lésions se montrent disséminées en tous les points de l'organisme. Plus ou moins, toutes les parties sont touchées : tissu conjonctif, glandes, éléments nerveux, musculaires, vaisseaux et muqueuses, même les séreuses, qui peuvent présenter des épaississements, des fausses membranes et des adhérences de leurs feuillets. La lésion alcoolique et ses diverses déterminations sont aujourd'hui tellement connues et si répandues, qu'il me paraît inutile de répéter ici, d'une manière inévitablement incomplète, des choses que personne n'ignore plus.

On regarde généralement comme inflammatoires les troubles nutritifs et végétatifs dont je viens de parler. Cela ne saurait nous étonner. « On applique, en anatomie pathologique, dit Cornil dans sa thèse (1), le mot inflammation à une multitude d'états diffé-

---

(1) Sur les lésions anat. des reins dans l'albuminurie. Paris, 1864.

rents... L'anatomie pathologique, éclairée par l'histologie, mène fatalement à l'une ou à l'autre des
conséquences suivantes, soutenues par d'éminentes
autorités : ou à supprimer complétement le mot inflammation (Robin), ou à l'appliquer à presque toute
la pathologie (Virchow), » et cependant, malgré toutes les erreurs entassées sur elle, l'inflammation
existe, vivante au milieu des débris de toutes les opinions et s'affirmant d'autant plus qu'on cherche davantage à la faire disparaître. Sachons profiter des
erreurs des hommes qui font autorité parmi nous ;
et si l'anatomie pathologique et l'histologie appliquées
sans frein ni mesure à l'étude des phénomènes morbides ont conduit aux conséquences signalées par
Cornil, identiques sous un exposé différent, tournons-
nous d'un autre côté.

L'inflammation : tel serait le symptôme, le mode
pathogénique le plus commun dans l'alcoolisme. Cependant, je n'ai pas compté l'inflammation au nombre
des symptômes de cette affection, m'écartant en cela
des idées communément reçues. Je m'éloigne de ceux
qui, avec Virchow, considèrent maintenant comme
synonymes ces mots : irritation, troubles nutritifs et
végétatifs, enfin inflammation. Je ne puis reconnaître
des troubles inflammatoires dans les troubles nutritifs
et végétatifs que produit l'alcoolisme. Ce sujet mérite
d'être discuté : il en vaut la peine.

Qu'est-ce que l'inflammation ? Cornil, s'appuyant
sur d'éminentes autorités, nous l'a dit : tout et rien.
Et la nature de l'inflammation ? Cette question, je n'ose
la poser qu'à moi-même.

L'inflammation est un élément morbide commun,

c'est-à-dire, qu'il peut servir de symptôme à beaucoup
de maladies différentes ; il en est de l'inflammation
comme de la fièvre. La nature de l'inflammation sera
donc celle de la maladie qui la produit ; sa nature
nous sera livrée par l'affection qui l'engendre ; et
l'inflammation sera, suivant les cas, typhoïde, varioli-
que, rhumatismale, syphilitique, scrofuleuse, tuberculeuse, etc., etc. ; elle pourrait être alcoolique, si ce
mode pathogénique ne répugnait au génie de l'acoo-
lisme. Or, pour si variée que soit sa nature, le mode
pathogénique que l'on appelle inflammation présente
toujours une forme identique, au moins dans son aspect général : ses caractères essentiels sont les mêmes,
quelle que puisse en être la cause. Or, ce sont ces caractères qui nous sont surtout utiles à connaître,
pour décider la question dont il s'agit.

Le professeur Virchow admet que la chaleur, la
douleur, l'hyperémie, l'exsudation, etc., ne sont pas
le point de départ, le dérangement initial et producteur de l'inflammation, comme on le croyait et comme
on pourrait encore le croire. « Aujourd'hui, dit-il, on
est déjà assez disposé à penser que dans l'inflammation il s'agit d'un trouble de la nutrition... Nous ne
saurions comprendre l'inflammation sans une irritation inflammatoire ; il s'agit maintenant de savoir
comment on doit comprendre cette irritation... Pour
moi, et d'après mes observations, c'est une action
extérieure venant, soit directement du dehors, soit du
sang, qui agit sur une partie de l'organisme, en
change la structure et la composition, modifie ses
rapports avec les tissus voisins. Sous cette influence,
la partie irritée attire à elle une certaine quantité de

substance qu'elle emprunte à ce qui l'entoure, soit à un vaisseau, soit à toute autre partie du corps ; elle attire, absorbe, transforme, suivant les circonstances, une partie plus ou moins considérable de matériaux (1). »

J'accepte d'autant mieux ces opinions qu'elles confirment la tradition médicale. La vérité est toujours la même, quelle que soit la voie qu'on ait prise pour la découvrir.

Voici en effet ce que dit, au sujet de l'inflammation, l'auteur hippocratique du *Traité des maladies*, édition Foës, chap. VII, *De thoracis, empyemate.* « Caro vulne- « rata aliquantulum resiccatur et incalescit, et ex vi- « cinis tum venis, tum carnibus, humiditatem ad se « trahit, cumque attraxerit, intumescit et inflamma- « tur, doloremque....... inducit » (2).

Voilà certainement le caractère général qui fait du travail inflammatoire un trouble de la nutrition ; mais est-ce là tout, et ne devons-nous pas aller plus loin ?

Que dis-je ! les caractères donnés par Virchow et l'auteur hippocratique ne peuvent-ils pas s'appliquer à des faits parfaitement normeaux, et que personne ne songera à regarder comme inflammatoires ? Ne pourrions-nous pas dire, en effet : le sperme agit sur une partie de l'organisme, l'ovule ; il en change la structure et la composition, et par conséquent les rapports avec les tissus voisins. Sous cette influence, l'ovule irrité attire à lui une certaine quantité de substance, qu'il emprunte à ce qui l'entoure, soit à un vaisseau, soit à toute autre partie du corps ; il attire,

_____

(1) Pathologie cellulaire.
(2) Édit. de l'Encyclopédie, vol. II.

absorbe, transforme, suivant les circonstances, une partie plus ou moins considérable de matériaux...... Et n'arrivons-nous pas forcément à conclure que le fœtus est le produit d'un travail inflammatoire ?

Ce que je dis du fœtus peut s'appliquer à tous les développements végétatifs possibles, et Villemin, dans ces derniers temps, n'a pas hésité à regarder la croissance de l'animal comme un fait inflammatoire (1). Virchow n'est donc pas allé plus loin au sujet de l'inflammation que l'auteur du *Traité des maladies ;* il n'a fait que répéter ce qu'a dit ce dernier, il y a plus de vingt siècles, et il a laissé toute la question à résoudre.

Il s'agit, dans l'inflammation, non d'un trouble nutritif en général, mais d'un trouble nutritif particulier, présentant des caractères qui n'appartiennent qu'à lui, et qui doivent nous le faire reconnaître partout et toujours. « Il semble, dit Bordeu, que lorsqu'une partie s'enflamme, elle devienne un organe particulier qui a son action, sa circulation et toutes ses fonctions indépendantes, à certains égards, de ce qu'elle reçoit de la circulation générale...... elle fait un cercle à part » (2).

Cette assimilation de la partie enflammée à un organe peut se pousser aussi loin que possible. La partie enflammée n'aboutit-elle pas à une production, comme le fait un organe ? Ici, des masses abondantes de fibrine ; là, des quantités plus ou moins considérables de noyaux et de cellules. L'inflammation est un véritable engendrement : tout tend, dans l'inflamma-

(1) Voir les idées étranges de cet auteur dans ses Études sur la tuberculose.
(2) Œuvres complètes ; édit. Richerand, p. 194.

tion, vers le produit à former. C'est là la fin de ses actes, et, pour l'accomplir, toutes les fonctions qui concourent de près ou de loin au grand acte de la nutrition entrent en jeu.

Devant cet effort des fonctions communes nutritives, végétatives, circulatoires, sympathiques, concourant à un nouveau et même but, s'efface en général la fonction spéciale de l'organe affecté. Supposons que la cause qui a produit l'inflammation ait jeté aussi le trouble dans la fonction spéciale, que verrons-nous? Le désordre le plus grand surgir dans la marche de l'inflammation, la dissociation apparaître dans les phénomènes, la difficulté survenir dans la formation du produit. L'inflammation cesse d'être pure et franche, jusqu'à ce que ces troubles de la fonction spéciale aient disparu. La douleur trop vive est nuisible, on le sait, au sain et complet développement du travail inflammatoire.

Ainsi, l'inflammation consiste en un soulèvement de toutes les fonctions qui concourent à la nutrition, fonctions qui tendent à une fin commune et nouvelle. Les actes inflammatoires sont donc à la fois nutritifs, végétatifs, circulatoires, nerveux, etc.; ils sont le produit d'une même irritation. Ils sont tous égaux, tous essentiels; ils naissent, se développent et disparaissent ensemble; en supprimer un, c'est les supprimer tous et détruire même l'idée d'inflammation. Voici un capillaire gorgé de sang, une cellule proliférante, une autre trouble et granuleuse, ou bien encore une artériole, ou bien encore une veinule, ici dilatées, là rétrécies; qui osera nous dire, en voyant séparément ces actes, qu'il a sous les yeux des actes inflamma-

toires. L'inflammation n'est pas une simple associa-
tion ou succession d'éléments ; c'est un tout complet,
possédant son unité et des propriétés nouvelles et spéciales, que les composants ne contiennent pas en eux.
Et, s'il m'est permis de faire cette comparaison infé-
rieure, l'inflammation, pas plus que l'eau, ne sont un
simple mélange d'éléments différents.

Y a-t-il quelques rapports entre l'hypergénèse et
la dégénération graisseuse alcoolique et le travail inflammatoire? A vrai dire, je n'en vois qu'un ; c'est
celui qu'établit l'origine commune de ces phénomènes
qui sont produits par un trouble de la nutrition et
de la végétation. Mais après, tout n'est-il pas diffé
rent? Les troubles circulatoires sont-ils nécessaires
au développement exagéré du tissu conjonctif? Et
quand ces deux symptômes sont associés, supprimer
la congestion, ce qui n'est pas difficile, équivaut-il à
supprimer les troubles végétatifs? Bien plus, les troubles végétatifs semblent, en certains cas, dépendre des
troubles circulatoires ou du moins s'activer sous leur
influence, tellement que l'hypergénèse semble liée à
l'hyperémie comme l'effet à la cause ; cela n'éloigne-
t-il pas encore plus l'idée d'accorder un caractère inflammatoire à notre lésion alcoolique ?

L'hypergénèse et la dégénération graisseuse alcooliques ne sont pas plus inflammatoires que la végétation cancéreuse, adénoïde, tuberculeuse, etc., non
plus que le développement du fœtus et la croissance
de l'être vivant.

Les troubles nerveux paraissent être une des pre-

mières manifestations de l'alcoolisme. La névrose est
un des symptômes qui caractérisent le mieux cette
maladie.

Les symptômes nerveux sont dominants dans cet
état particulier que Huss décrit sous le nom de forme
prodromique de l'alcoolisme chronique. A vrai dire,
ce sont ces symptômes qui font le côté saillant de cet
état. Aussi je n'hésite pas à placer ici, comme une
variété de l'état nerveux, la forme prodromique de
Huss.

« Une personne qui a fait abus d'alcooliques, dit le
médecin suédois, commence à avoir des tremblements
des mains, surtout le matin. Au commencement, ces
tremblements cessent après l'ingestion de stimulants ;
plus tard, le tremblement tend à continuer pendant
l'après-midi ; il peut devenir semblable à une espèce
de chorée. Sentiment particulier de faiblesse dans les
bras et les jambes, ou plutôt diminution générale de
la tonicité musculaire, surtout dans la matinée. Fourmillements dans les jambes ; éblouissements ; dilatation des pupilles le matin. Au réveil, sensation de pesanteur du corps et de l'esprit ; mauvaise humeur ;
souvent alors tremblement vermiculaire de la langue,
difficulté de parler..... » (1).

L'insomnie opiniâtre est aussi une des manifestations précoces de l'affection, et une des plus tenaces.
Graves, dans ses *Leçons cliniques*, appelle l'attention
sur ce symptôme : il a vu des individus qui usaient

(1) Tout ce que je cite de Magnus Huss est tiré de la thèse de
Racle : De l'alcoolisme. Paris. 1860.

libéralement des alcooliques, sans cependant en faire excès, n'ayant pas grandes douleurs, possédant un embonpoint normal et présentant quelques troubles gastriques, être pris d'une irritabilité nerveuse excessive ; les malades restent éveillés pendant des nuits entières ; s'ils s'endorment, ils sont accablés par des songes effrayants, des cauchemars, ou bien ils s'éveillent au plus léger bruit. Graves donnait à ces alcooliques des toniques, des stomachiques et quelques anodins et calmants.

Le tremblement des buveurs est remarquable. Il peut être à peu près nul, très-difficile à saisir ; il manque rarement. Il peut exister seul, le plus souvent associé à d'autres troubles, comme fourmillements, tiraillements dans les membres et crampes dans les mollets. Il est très-limité ou très-étendu. Il peut être très-prononcé aux mains et aux membres supérieurs ; dans quelques faits exceptionnels, on l'observe aussi au plus haut degré aux lèvres et à la langue ; le malade ne peut prononcer un mot. Ce symptôme est rarement très-marqué aux membres inférieurs.

« Dans ses formes les plus accusées, dit Trousseau, il constitue une sorte de frémissement universel. Si vous appuyez la main sur son épaule, le malade vibre pour ainsi dire ;..... vous le verrez se produisant avec des soubresauts musculaires ; vous le trouverez assez convulsif pour rendre la marche hésitante et la préhension des objets presque impossible : vous constaterez qu'il peut cesser sous l'influence d'une excitation maniaque excessive, ou persister même pendant les agitations extrêmes, à l'inverse du tremblement paralytique. Vous observerez que le sommeil ne le suspend pas aussi sûrement qu'il interrompt les mouvements choréiques » (1).

Mon ami Damaschino, actuellement chef de clinique de la Faculté, m'a raconté qu'un homme affecté de délire alcoolique, était agité par un tremblement considérable, qui parfois diminuait tellement qu'on aurait pu le croire disparu ; il suffisait alors de toucher, même légèrement, le malade pour ranimer ce tremblement et l'exagérer encore. Dans la plupart des cas, l'agitation musculaire est aussi prononcée d'un côté que de l'autre ; cependant elle peut quelquefois être prédominante dans une partie limitée du corps. Son intensité et son siége varient d'un jour à l'autre. La trémulation du matin, nous l'avons vu, cesse en général quand l'ivrogne a bu du vin ou de l'eau-de-vie.

Il n'est pas rare d'observer aussi, chez les alcooliques, la pesanteur de tête et la céphalalgie, le vertige, l'indifférence et l'engourdissement. A cet état de prostration, de stupeur, peuvent se joindre des douleurs vagues dans les membres, la courbature, la lassitude, l'accablement, la faiblesse extrême et la résolution.

On rencontre souvent aussi des changements notables dans le caractère et dans les affections. La volonté est sans énergie, l'intelligence affaiblie, troublée, la colère facile ; ajoutons encore la méchanceté, le désespoir et le suicide, enfin l'irritabilité excessive, les éblouissements, les hallucinations, le délire. Ce

(1) Clinique médicale, vol. II, p. 302, 2e édit.

dernier symptôme offre un grand intérêt à cause de sa fréquence et de ses caractères : je veux le décrire à part. Nous arrivons ainsi et peu à peu jusqu'à la démence et à l'abrutissement.

On peut admettre d'autres formes et variétés de l'état nerveux. En outre de la forme prodromique, Magnus Huss établit encore dans son alcoolisme chronique des formes parésique, anesthésique, hyperesthésique, convulsive, épileptique. Toutes se rapportent à notre névrose, si ce n'est la variété parésique ou paralytique qui appartient en majeure partie, comme symptôme, aux maladies organiques alcooliques. La forme anesthésique mérite à peine une mention, on pourrait peut-être en dire autant de l'hyperesthésique.

Voici les caractères principaux de l'hyperesthésie alcoolique, tels que les indique Leudet, dans un travail récent : « ..... douleurs profondes ou superficielles ne suivant pas le plus souvent de trajets nerveux limités et variant d'intensité depuis les douleurs périphériques plus ou moins violentes jusqu'à l'hyperesthésie de presque tout le tégument extérieur. Ce trouble de la sensibilité s'accompagne en général d'un dérangement des fonctions motrices se traduisant par de l'affaiblissement, des soubresauts, des crampes, de la contracture même et coïncide souvent avec un affaiblissement de la sensibilité tactile dans certains points et une exagération plus ou moins marquée des actions reflexes..... Ces accidents sont susceptibles de présenter des oscillations remarquables, de disparaître.......» (1) Leudet, en affirmant que ces accidents dépendent d'une lésion de la moelle et des nerfs, ce qui doit être vrai dans beaucoup de cas, s'est laissé aller à de singulières erreurs. Si en effet l'hyperesthésie dans l'alcoolisme est liée à une lésion de la moelle et des branches nerveuses, comme l'effet à sa cause, il faut la rapporter tout entière à cette lésion et non à l'alcoolisme. Nous ne pouvons donc admettre la forme hyperesthésique, telle que Leudet l'a conçue.

Magnus Huss dit, à propos des convulsions alcooliques : « ..... elles peuvent être générales ou partielles. J'en exclus les tremblements ; les soubresauts des tendons n'en font partie qu'autant qu'ils sont les prodromes de véritables convulsions... . Les convulsions apparaissent, soit à la suite d'une cause occasionnelle....., soit d'une manière inopinée. Elles sont quelquefois précédées d'hallucinations ou de perversion des sens. Ordinairement les accès vont en croissant d'intensité et de fréquence, quelquefois le malade reste des mois sans en éprouver. D'autres fois, il en a tous les jours, plusieurs fois par jour, ou même plusieurs en une heure. Quelquefois la connaissance subsiste pendant l'attaque, d'autres fois elle est plus ou moins perdue ; puis il survient une prostration qui est en rapport avec l'intensité de l'attaque. Si l'abus des alcools continue les convulsions peuvent dégénérer en véritables attaques d'épilepsie. »

(1) Arch. méd., 1867, t. I, p. 35, 39.

Les troubles de la fonction des glandes, dans l'alcoolisme, sont bien rarement isolés : ils s'associent dans la plupart des cas aux autres symptômes de la maladie. Ces troubles peuvent atteindre toutes les glandes; mais en général, ils ne portent que sur quelques-unes et tout particulièrement sur celles de l'appareil digestif.

Nous avons vu, au chapitre Ier, que l'alcool en passant par le foie, peut offenser très-vivement cette glande et provoquer l'ictère, même chez les individus qui ne font pas un habituel excès de boissons. Cet ictère est commun, simple, et de forme bénigne : il ne présente pas de caractère particulier. C'est ordinairement aussi à la suite d'un excès plus grand que de coutume que se développe l'ictère chez les alcooliques, mais la maladie n'est plus simple; elle est évidemment influencée par l'état affectif qui domine l'individu. D'après Leudet, quoique présentant des phénomènes en apparence fâcheux, cet ictère se termine ordinairement par la guérison. Dans certains cas cependant, il se rapproche des formes graves et malignes, et la terminaison est fatale. (1)

L'altération de la fonction des glandes salivaires et des glandes muqueuses de l'estomac et de l'intestin est beaucoup plus fréquente que le trouble isolé de la fonction du foie. La sécrétion de ces glandes est tantôt diminuée, tantôt et le plus ordinairement augmentée et complétement pervertie, modifiée dans ses qualités. Un très-léger degré d'ictère, un flux bilieux

---

(1) Étude sur l'ictère déterminé par l'abus des boissons alcooliques (Journ. de chim. et méd., 1860.

plus ou moins abondant s'y joignent souvent aussi. Ces troubles glandulaires s'unissent à peu près constamment aux autres symptômes de l'alcoolisme pour former une maladie très-commune chez les buveurs : la dyspepsie.

Un certain nombre de dyspepsies alcooliques se trouvent pourvues de tous leurs symptômes : congestion de l'estomac et de l'intestin ; troubles nutritifs et végétatifs amenant l'hypergénèse du tissu conjonctif, la dégénération graisseuse des muscles et des éléments essentiels des glandes et tous les désordres qui s'en suivent ; troubles nerveux variés ; hétérocrinie ; enfin troubles légers, superficiels ou profonds de la fonction digestive, tels que :

L'appétit déréglé, dépravé, diminué, modifié de toutes les manières ; l'anorexie ;

La bouche chaude, sèche, mauvaise, fade, amère ; le goût nul ou perverti ; la soif vive ; tantôt le besoin de choses fraîches, acidules, de glace, de fruits, l'éloignement pour toute espèce de viande, tantôt le désir des épices et un besoin effréné de liqueurs fortes ;

Les digestions difficiles, lentes, laborieuses, incomplètes ; plénitude, pesanteur, douleur, brûlure à l'épigastre ; les renvois, le hoquet, les nausées, les régurgitations brûlantes, le vomissement parfois fréquent et très-pénible ;

Les flatuosités, le météorisme, les coliques ; tantôt la constipation, d'autres fois enfin la diarrhée et l'expulsion de matières extrêmement cuisantes.

La dyspepsie alcoolique est simple ou compliquée. Les complications dépendent de la maladie elle-même, comme le rétrécissement pylorique, qui est dû à l'hypertrophie du tissu conjonctif et à la rigidité des parois de cet orifice ; elles sont indépendantes, comme la gastrite catarrhale ou phlegmoneuse, l'ulcère de l'estomac et toutes ses conséquences, etc., qui sont dus à l'action directement caustique d'un alcool trop concentré ou fortement altéré.

Il y a autant de variétés dans la dyspepsie qu'il y a d'individus affectés. Il est inutile et il serait impossible de donner de toutes une description détaillée. La variété la plus fréquente est, sans contredit, la pituite : elle a été décrite bien des fois.

On donne le nom de pituite à un liquide tantôt semblable au blanc d'œuf, presque transparent, vitré, filant, visqueux, tenace ou non ; d'autres fois jaune et plus souvent verdâtre ; dans quelques cas, floconneux, rarement parsemé de stries de sang, rouges, noires ou brunes.

Il est insipide, aigre, salé ou amer, parfois brûlant à la gorge.

La pituite est composée de mucus, de sang et de bile, de liquide ingéré. La quantité en est très-variable.

Elle est rendue le matin au réveil ou dans la matinée, le malade étant encore à jeun. Elle est rejetée en une ou plusieurs fois : la régurgitation le plus souvent facile, se faisant brusquement au moment du lever, mais pouvant cependant être parfois précédée d'éructations, de nausées, enfin de malaise, d'angoisses et de quintes de toux. L'inquiétude vague,

la pesanteur epigastrique sont soulagées par le vomissement.

Apparaissent ensuite : envie très-grande de boire,
sentiment de vide à l'estomac, affaissement et faiblesse
pouvant aller jusqu'à la syncope, vertige, tremblements. L'alcoolique pour se remonter a recours aux
liqueurs spiritueuses, et cela lui réussit souvent.

Telle est la gastrorrhée des buveurs, un des premiers symptômes de la dyspepsie alcoolique, qui dure
ordinairement longtemps, persistant ou s'effaçant
pour revenir. La pituite existe fréquemment seule,
mais il n'est pas rare de la voir mêlée à tous les accidents de la dyspepsie que j'ai indiqués ci-dessus.

On peut rapprocher des cas de gastrorrhée, les
faits dans lesquels le flux intestinal est dominant. Il
survient alors des coliques et de la diarrhée présentant les caractères les plus divers, avec ténesme rectal, sentiment de brûlure et de déchirure à l'anus,
et selles mucoso sanguinolentes. Le flux intestinal
peut aller jusqu'à la colliquation.

Parfois la dyspepsie s'accompagne de spasme et
d'éréthisme général, et dans ce cas nous avons observé :

La céphalalgie gravative, persistante, totale ; quelques troubles intellectuels, la loquacité et l'insomnie
nocturne ; la faiblesse et la langueur des forces musculaires ;

L'appétit des plus déréglés, les hoquets très-fré-
quents, une susceptibilité extrême de l'estomac allant
parfois jusqu'à l'intolérance absolue ;

Avec cela, des phénomènes de congestion en divers organes; une espèce d'excitation fébrile, le pouls dur et assez rapide, la peau chaude et sèche; les urines peu abondantes, brûlantes, troubles, rouges et sédimenteuses.

Je termine par une variété rare et curieuse, qui ne semble paraître que tard dans l'alcoolisme, je l'ai observée chez un malade, effréné buveur, plongé dans la cachexie. Les symptômes de l'appareil digestif ne présentaient rien de bien insolite ni de fâcheux; et cependant un dégoût des plus prononcés, insurmontable, invincible pour toute espèce d'alimentation; l'anorexie absolue : le malade ne mange rien, il semble que le besoin de manger n'existe plus. La soif était encore assez vive; il ne tarda pas à mourir.

Tels sont les symptômes de l'alcoolisme. Cette affection se développe sur la faculté nutritive. Le travail de la nutrition est fortement déprimé chez les buveurs; il se dévie même, et ne marche plus avec ses caractères normaux. L'alcoolisme tourne les individus à la graisse : il crée une sorte de cachexie que caractérise et représente très-bien l'état gras. La cachexie alcoolique survient de bonne heure, elle est primitive et n'est pas la conséquence des symptômes dont je viens de faire l'histoire : elle les précède assez souvent et persiste même alors qu'ils ont disparu.

La peau est mate, humide et grasse au toucher; le tissu sous-cutané se charge de graisse, cet amas présente quelques variétés : tantôt il est assez abondant, l'alcoolique est replet sans être obèse; dans d'autres cas, surtout chez les amateurs de bière, il existe une véritable obésité; chez le buveur exclusif d'eau-de-vie, la graisse sous-cutanée peut rester à l'état nor-mal, elle peut diminuer, l'émaciation et le desséche-ment devenir extrêmes.

Quelque soit l'état de la couche graisseuse sous-cutanée, on observe toujours un notable dépôt adipeux dans les parties plus profondes.

La graisse surcharge les muscles, pénètre dans leurs interstices, entre les faisceaux, si bien que la coloration jaunâtre tend à dominer.

Dans l'épiploon, sous le péritoine de la paroi abdo-minale antérieure, autour des reins, du pancréas, dans le mésentère, on trouve des amas de graisse par-fois énormes; le foie en est toujours chargé, ses cel-lules en sont remplies, et le volume de cette glande peut devenir considérable.

On en rencontre pareillement et en grande abon-dance dans les médiastins et sous le péricarde; les faisceaux musculaires du cœur sont comme perdus dans le tissu graisseux; enfin elle se montre aussi en plus grande quantité dans toutes les parties qui nor-malement en contiennent, autour des articulations, dans les os, etc.; ces divers dépôts varient selon les individus.

Ainsi s'altère la vie nutritive, qui entraîne fatale-ment dans sa déchéance toutes les fonctions particu-lières. Il en résulte un affaiblissement radical qui, dans les facultés nerveuses et génératrices, déter-mine des modifications et des troubles particuliers, importants à connaître et que je vais maintenant esquisser.

La vie nerveuse, on le sait, puise dans la nutrition toute sa force, toute sa stabilité et son énergie ; elle éprouve rapidement le contre-coup des troubles qui peuvent atteindre cette fonction. Aussi, dans l'alcoolisme, la faiblesse radicale des facultés nerveuses suit de près l'établissement de la cachexie, faiblesse que caractérise une irritabilité excessive jointe à une extrême débilité. La fonction s'exalte et réagit sans mesure à l'occasion la plus banale ; elle vacille sans régularité, sans énergie, tantôt exagérée, tantôt trop faible ; enfin elle s'anéantit parfois avec une extrême facilité. Nous verrons le rôle que jouent ces modifications nerveuses dans les réactions et dans le délire alcoolique. Je passe à la génération.

Les symptômes de l'alcoolisme (congestion, hyper-génèse et dégénération graisseuse, etc.) peuvent se centraliser sur les organes génitaux ; mais, en outre, l'affection étend son influence sur la fonction elle-même. Ces désordres sont fortement marqués chez la femme, ou, du moins, il est plus facile de les apprécier chez elle, à cause des troubles qui surviennent dans la menstruation. Lancereaux les a constatés chez des femmes adonnées aux boissons spiritueuses. « Des métrorrhagies répétées, dit-il, et plus ou moins abondantes constituent l'un des premiers dérangements (j'en ai déjà parlé ailleurs) ; plus tard, un arrêt souvent définitif de la fonction menstruelle, à un âge où cette fonction est en pleine activité, entre 30 et 40 ans.... Une femme, âgée de 28 ans, qui a eu plusieurs enfants, et qui depuis longtemps a pris l'habitude des excès d'absinthe, entre à la clinique de l'Hôtel-Dieu, pour un accès de delirium tremens.... La menstruation, déjà dérangée avant l'entrée à l'hôpital, a cessé et n'a pas reparu depuis plus de huit mois que nous avons la malade sous les yeux. Cette malade nous a, de plus, raconté avec bonne foi, qu'elle avait depuis plus d'un an perdu toute espèce d'appétit vénérien..... Magnus Huss raconte, de son côté, qu'une femme âgée de 32 ans, et déjà arrivée à une période avancée de l'alcoolisme chronique, lui avait appris qu'elle avait cessé d'éprouver la moindre sensation voluptueuse. » (*Loc. cit.*)

Ces faits n'ont rien que de très-naturel; on pouvait les prévoir. La fonction de génération n'est pas isolée dans l'organisme; ses racines sont très-profondes : elle participe, en quelque sorte, de toutes les facultés et de la manière d'être de l'individu. La fonction nerveuse animale a une très-grande influence sur l'acte générateur : n'est-ce pas cette fonction qui nous fait sentir et concevoir les approches vivantes, le plus puissant stimulant du besoin vénérien. L'alcool, en jetant le trouble dans toutes les facultés de l'être, devait nécessairement altérer profondément la fonction génératrice, et c'est ce que prouve l'observation. Ainsi, affaiblissement, anéantissement même du sens génital; chez la femme, indifférence et infécondité; chez l'homme, à l'indifférence se joignent des modifications dans la constitution du sperme et dans l'éjaculation, les érections incomplètes ou impossibles, en un mot l'impuissance.

Mais tout cela n'est, en quelque sorte, que l'extérieur de la fonction, son trouble va plus loin ; il transporte et incarne dans le fœtus et l'enfant, produits de la génération, l'impression profonde et morbide que l'alcool fait subir à l'économie. Morel dit, à propos de cette question dont on s'occupe déjà depuis longtemps : « Nous avons étudié les effets de l'alcoolisme chronique chez les descendants d'individus livrés à cette passion dégradante, et nous avons eu occasion d'établir deux classes distinctes d'êtres dégénérés. Les premiers sont frappés d'un arrêt congénital de développement ; ils naissent imbéciles ou idiots. Les deuxièmes ne vivent intellectuellement qu'un temps limité ; ils ont des époques critiques qui ne sont que trop souvent le signal de dégénérescences ultérieures irrémédiables. »

Parmi les histoires intéressantes que rapporte cet auteur, on remarque la suivante (4ᵉ observation) :

« On nous amène, il y a quelques mois, un malade de 18 ans, à démarche vacillante, à regard fixe, avec la face injectée et une prostration générale du système locomoteur : on dirait d'un homme ivre ou d'un paralytique. Quand on lui adresse la parole, il sourit d'une façon stupide, sa bouche reste entre ouverte, et la salive en découle. Il ne répond que par oui et par non, et souvent ses réponses ne sont pas en rapports avec les questions. On nous apprend que son père est lui-même à l'asile depuis douze ans. On les met en présence, le fils reste impassible et ne paraît nullement le reconnaître, bien qu'il l'ait vu quelques mois auparavant. Voici les antécédents de la famille de cet aliéné : Son trisaïeul était un dypsomane dans toute la force du terme. Son fils devenu maniaque fut amené à l'asile et mourut des suites d'une paralysie générale. Il est le père du malade que nous avons depuis douze ans ; celui-ci eut des habitudes plus sobres que celles de ses ascendants, mais l'hérédité a favorisé chez lui l'évolution d'un délire de persécution: Quant à son fils, le malade actuel, il fut atteint il y a huit mois, sans cause connue, d'un accès de manie, prélude peut-être de l'idiotisme... Ce malade, en effet, devint complétement idiot peu après...

En note. — Les deux sœurs sont des filles de 22 à 24 ans, arriérées au physique et au moral et qu'on peut classer parmi les simples d'esprit. J'ajouterai que leur mère est accouchée depuis l'isolement de son mari à l'asile, le résultat de cette union illégitime est un enfant qui se trouve dans des conditions très-différentes au physique comme au moral, et ne présente aucun caractère de dégénérescence» (1).

Marcé, insiste sur ces faits, dans son *Traité des maladies mentales.* « Tous les médecins d'aliénés, dit-il, qui ont fixé leur attention sur les descendants des ivrognes ont constaté de la manière la plus saisissante que les enfants issus d'un père ou d'une mère adonnés aux boissons alcooliques, fournissaient une proportion considérable d'aliénés, d'imbéciles, d'idiots, d'épileptiques, de scrofuleux, de sourds-muets. Plus souvent encore les enfants nés dans de semblables conditions, sont exposés dans leur bas-âge à des convulsions qui les emportent d'une manière presque fatale... Un homme ayant éprouvé à diverses reprises des symptômes d'aliénation mentale dus à des excès

(1) Morel, Traité des dégénérescences, etc. Paris, 1857.

alcooliques, se marie deux fois ; avec la première femme il a 16 enfants dont 15 sont morts avant un an, au milieu de convulsions, le survivant est épileptique. Avec la seconde femme il a 8 enfants, 7 ont succombé à des convulsions, le survivant est scrofuleux ; il y a eu en outre une fausse couche».

Ce sont les troubles nerveux qui paraissent surtout se transmettre à l'enfant dans l'alcoolisme. Peut-être constaterons-nous, plus tard, la transmission d'autres actes de cette maladie, comme les troubles nutritifs et végétatifs.

J'ai dit que l'alcool énerve et finit par détruire la résistance vitale, en jetant la désharmonie dans la succession des fonctions (chap. I). Or cette désharmonie s'accentue dans l'alcoolisme, et devient l'occasion de troubles divers. C'est un nouveau et grand côté de l'affection alcoolique, que cet énervement de la résistance vitale. Les maladies et la cachexie que cette affection engendre, ne sont pas tout ; il faut aller plus loin. Etudions son influence sur le développement des maladies diverses qui peuvent atteindre l'individu ; recherchons quel aspect présente chez le buveur la réaction médicatrice ; question importante, car en dehors de toute manifestation alcoolique, les modifications que l'alcoolisme imprime à la réaction peuvent conduire à une terminaison funeste.

L'alcoolisme détruit les conditions de stabilité vitale. Les actes de cette affection peuvent bien ne s'être pas encore hautement manifestés, et déjà cependant, la vie est profondément atteinte. Sous une apparence nor-

male, elle ne possède plus cette solidité et cette résistance qui font qu'elle neutralise l'action délétère des
impressions de toutes sortes, qui peuvent l'assaillir.
Elle en ressent vivement et péniblement le choc, et ne
dispose plus de synergies assez vives et assez puissantes
pour dominer le mal. Le buveur ne résiste qu'avec
peine aux occasions morbides extérieures. On voit se
développer chez lui, très-facilement, toutes les maladies aigues : ce sont surtout les phlegmasies qui le
frappent, celles du poumon en particulier. Il n'échappe
à aucune influence morbifique, spécifique ou commune. On a dit que le choléra le respectait ; l'expérience
des diverses épidémies a démontré combien cela était
faux. Ce qui fait que l'alcoolique résiste moins aux
occasions extérieures, fait aussi qu'il se laisse plus facilement dominer par les diathèses innées ou acquises
dont il peut être affécté. Le cancer semble végéter
assez facilement chez les buveurs. Ne sommes-nous
pas autorisés à le croire ? si on en juge par la cons-
tance avec laquelle certains auteurs rangent le cancer, parmi les manifestations alcooliques.

La diathèse tuberculeuse a donné lieu à quelques
discussions. Certains alcooliques tuberculeux présentent jusqu'à la dernière période de leur maladie, un embonpoint qui contraste avec l'émaciation
de la généralité des phthisiques. On en a conclu qu'il
y a un certain antagonisme entre l'alcoolisme et la
maladie tuberculeuse. Quelques-uns ont été plus
loin ; ils ont affirmé que l'alcoolisme excluait la
phthisie. La statistique a prouvé qu'il n'est pas rare
de rencontrer des tuberculeux parmi les ivrognes.
Mais qui aurait pu croire que la tuberculose devien-

drait un symptôme de l'alcoolisme, et que nous aurions la phthisie chronique, aiguë, galopante des buveurs?

Revenons à ce que je disais. Certains phthisiques, buveurs décidés, conservent pendant longtemps un embonpoint en désaccord complet avec les lésions que l'examen de la poitrine révèle. Voilà le fait; il s'agit de s'en rendre compte. Ce fait prouve-t-il une immunité quelconque de l'alcoolique à l'égard de la phthisie? Non, puisque toutes les formes de celle-ci ont été observées chez les buveurs. Que prouve-t-il donc? Une seule chose, c'est que, chez certains individus, la marche de la phthisie chronique peut être modifiée par l'introduction répétée des liqueurs spiritueuses dans l'économie.

Beaucoup de phthisiques ne meurent pas directement de la poussée tuberculeuse. L'éruption des tubercules étant faite, le parenchyme pulmonaire se détruit. Une suppuration abondante survient, qui entraîne les malades; cette suppuration est souvent, seule, la cause du dépérissement progressif. Si l'alcool ne s'oppose pas à la poussée tuberculeuse, il peut agir sur la suppuration secondaire. Il n'arrêtera pas, il ne préviendra pas l'éruption de tubercules, mais en diminuant la suppuration des ulcères du poumon, en la tarissant quelquefois, il pourra arrêter le dépérissement de l'organisme, l'amaigrissement que produisent ces pertes incessantes. On peut se reporter, pour bien saisir cette action, à ce que j'ai dit de l'action de l'alcool sur le travail végétatif des plaies.

Neveu-Dérotrie, dans sa thèse, dit que chez les

buveurs les phthisies sont remarquables par leur durée longue et par la présence chez ces malades d'une énergie inexplicable avec la gravité de leur état. Il cite l'exemple d'un portefaix de 63 ans, grand buveur. Cet homme avait eu, au début de la maladie, de la toux et des hémoptysies abondantes. Après être entré sept ou huit fois à l'hôpital dans l'espace de deux ans, il y entre de nouveau le 8 août 1853. Craquements, râles caverneux, pectoriloquie, gargouillements. Malgré cet état si grave, le malade, dont la maigreur n'était pas excessive, dont les mouvements étaient vifs et le regard plein de feu, eut le désir d'aller reprendre son travail, et malgré toutes les observations qu'on put lui faire, il quitta l'hôpital le 19 août (1). Il est probable que cet homme n'avait à lutter que contre le dépérissement causé par la suppuration des cavernes. L'alcool agissait non sur la diathèse tuberculeuse, mais sur la suppuration.

L'affection alcoolique n'est pas tellement antivitale que l'organisme qui lui est soumis ne puisse souvent soutenir une réaction complète et franchement médicatrice ; mais cela devient rare à mesure que l'alcoolisme affecte plus profondément l'individu. Je laisse dé côté les réactions modifiées ou compliquées qu'on peut observer dans cette maladie, comme dans beaucoup d'autres, pour arriver de suite à celles qui lui sont propres et habituelles, et qui sont : la réaction adynamique et la réaction ataxique et maligne.

(1) Thèses de Paris, 1856.

L'adynamie est, en quelque sorte, le fond commun de la réaction, dans toutes les maladies qui atteignent les buveurs. Elle est liée intimement à cette dépression de l'activité vitale commune que provoque l'alcool. Cette faiblesse est vraie, primitive, radicale; elle entraîne après elle le défaut d'énergie des forces en action. Or dans cette adynamie, il y a des variétés. La réaction est toujours adynamique, mais chaque malade la conçoit à sa manière; de là des caractères particuliers selon les individus.

Tantôt l'adynamie est simple, c'est-à-dire que chaque appareil particulier n'est affaibli qu'à proportion de ses rapports habituels avec la vie commune; la réaction est faible, languissante, mais sans grand abattement des forces animales, qui paraissent conserver encore un certain degré d'énergie. Dans ce cas, l'emploi des toniques, les amers, le quinquina, le vin, sera nécessaire; joignons-y une alimentation peu abondante mais réparatrice. Sous l'influence de cette médication, les forces renaissent et la réaction devient franche.

D'autres fois, il survient une faiblesse extrême et directe des fonctions animales, une résolution de ces fonctions, sans rapport avec la faiblesse de la vie commune. Cette forme d'adynamie s'observe surtout après la suppression brusque et complète des liqueurs spiritueuses; elle est caractérisée par de la stupeur et le subdelirium typhoïde. Ces cas réclament impérieusement l'emploi des excitants et des alcooliques, unis à l'alimentation et aux autres moyens de la médication tonique. L'alcool est devenu un excitant nécessaire et indispensable au centre cérébral. Par la suppression de cette substance, la vie animale s'est affaissée directement, primitivement, et non plus secondairement par suite de la faiblesse de la vie commune. Il faut donc remonter directement ce système près de défaillir, et le mettre au niveau des autres organes, pour pouvoir ensuite agir avec fruit, sur l'ensemble de la réaction.

Passons à un mode réactif plus difficile à apprécier, insidieux et fournissant des indications délicates.

Sur un fond adynamique réel, s'élève une réaction vive, qui semble trahir une véritable et tranche hypersthénie. La chaleur est forte, le pouls grand, plein, dur, ou petit et obscur, la douleur de tête vive, la face congestionnée, le malade plongé dans la somnolence, ou bien encore dans l'agitation délirante ; avec cela une respiration anxieuse, oppressée : symptômes qui semblent indiquer le besoin d'une prompte et large émission sanguine, et tout l'appareil de la médication anti-phlogistique et débilitante. Or c'est ici le lieu de se souvenir et de méditer cet aphorisme de Stoll : « 616. » At princeps canon esto : medendum symptomati, » sine dispendio virium vitalium, nisi id ab harum » excessu pendeat, ut effectus a suâ causâ. »

En effet, dans l'alcoolisme, tout cet appareil réactif, pour si violent qu'il soit, est faux et superficiel ; il ne tient pas au fond vital lui-même, mais bien à quelque circonstance accessoire : et cela est si vrai que, souvent chez les buveurs, nous voyons s'effacer tout à coup ces exagérations des forces agissantes. L'organisme épuisé, s'affaisse et se trouve immédiatement placé sous l'imminence d'une dissolution prochaine.

Avant d'attaquer cette réaction, nous devons donc

songer aux forces vitales, nous rappeler avec quelle singulière facilité elles se résolvent dans l'alcoolisme ; nous devons nous souvenir de l'adynamie qui est là, prête à paraître et d'autant plus grave alors, qu'à la faiblesse alcoolique, nous aurons ajouté l'affaiblissement que produisent nos moyens antiphlogistiques et débilitants.

Il faut cependant abaisser cette réaction qui épuise, mais nous devons le faire avec tous les ménagements possibles. Si la saignée parait formellement nécessaire, ne l'employons qu'avec réserve et parcimonie, en préférant toujours les sangsues, les ventouses à l'ouverture de la veine. Si les contro-stimulants paraissent indiqués, préférons au tartre stibié dont l'action est trop profonde, la digitale, l'ipéca, ou encore les sédatifs comme l'acétate d'ammoniaque, etc. On joindra à cela les émollients, les calmants, les antispasmodiques ; on ne négligera pas le vin, et une convenable alimentation. On sera toujours prêt, du reste, à soutenir la réaction, si elle venait à trop faiblir.

L'alcoolisme affaiblit l'activité vitale commune et toutes les fonctions qui en émanent. Mais l'affaiblissement ne va pas, en général, jusqu'à la suppression brusque et directe de toutes ces fonctions : on ne peut pas le comparer, par exemple, à celui que produit le miasme paludéen dans les fièvres pernicieuses. Aussi est-il rare de rencontrer des réactions alcooliques primitivement malignes : la malignité est secondaire, dans l'alcoolisme. Voyons quel détour prend la réaction, pour y arriver.

Lorsque l'excitation normale ou accidentelle d'un organe éveille l'excitation d'un ou plusieurs autres organes plus ou moins éloignés du premier, on donne à cet éveil, au rapport qui s'établit entre les organes excités, le nom de sympathie. Les sympathies ont leur source dans l'unité vitale elle-même, par conséquent elles doivent participer des caractères propres à cette unité. Elles varient, en effet, d'un organisme à un autre, dans l'enfance et dans la vieillesse ; elles varient aussi, selon les modifications diverses que peut présenter la vie, chez un même individu. Aux affections particulières de la vie correspondent des sympathies particulières. L'alcoolisme nous offre un bel exemple de tout ces faits.

Que l'on se reporte au chap. I. Quelles sont les fonctions qui ressentent le plus vivement et le plus rapidement l'action de l'alcool ? Ne sont-ce pas celles du système nerveux ? Et encore, ne voyons-nous pas dans l'alcoolisme, le trouble de ces facultés fournir les symptômes les plus caractéristiques de la maladie ? (Voir chap. III.) L'impression produite par l'alcool sur ces fonctions, d'abord passagère, n'entraînant qu'une réaction fugitive, finit par créer dans la vie nerveuse une irritabilité excessive. Or, cette irritabilité est encore augmentée par l'affaiblissement des fonctions nutritives, que provoque aussi l'alcool. Nous savons, en effet, que le système nerveux est d'autant plus irritable, que la nutrition est plus affaiblie. Ainsi tout concourt dans l'alcoolisme à rendre le système nerveux irritable, et à lui faire perdre toute stabilité ; aussi, se soulève-t-il brusquement à l'occasion la plus futile, et répond-il à toutes les excitations. Il entre en sympathie avec tous les organes et appareils, en-trave et rend ataxiques les efforts médicateurs.

Les désordres nerveux, les spasmes et le délire, viennent donc se mêler fréquemment aux phénomènes de la réaction. Les fonctions animales, atteintes pri-mitivement et en elles-mêmes, sont en proie à des mouvements violents, profonds et fâcheux. Ces désor-dres sont d'autant plus à craindre qu'ils amènent très-rapidement des troubles secondaires dans la vie commune. Ici l'indication est évidente, il faut calmer les nerfs irrités. Il faut employer avec persistance les antispasmodiques, les nervins, les calmants, comme l'opium, l'éther, le camphre et le musc; il ne faut pas non plus négliger les révulsifs cutanés et surtout les vésicatoires ; enfin, tous les agents de la médication sédative, en évitant tout ce qui pourrait débiliter et affaiblir des forces déjà trop déprimées.

Et si l'on ne parvient pas à ramener le calme dans la vie nerveuse, la réaction opprimée, dissociée, ne tardera pas à tomber dans une sidération inopinée. Tel est le tour que prend habituellement l'alcoolisme pour arriver à la malignité.

CHAPITRE III.

DU DÉLIRE ALCOOLIQUE.

Le nom et les formes de la maladie. — Forme commune, bénigne ou
grave. — Forme insidieuse et maligne. — Les causes. — Le pronostic. — Le traitement.

Les symptômes de l'alcoolisme ne demeurent pas
toujours inférieurs et soumis ; quelques-uns s'élèvent
sur le fond morbide, s'accentuent, s'essentialisent, et
dès lors persistant par eux-mêmes, se développent en
une maladie nouvelle, indépendante, mais néanmoins
symptomatique de l'affection primitive, d'où elle est
sortie. Or, parmi ces affections alcooliques secondes,
une des plus communes et des plus caractéristiques
est, sans contredit, celle que l'on désigne, depuis
Sutton, sous le nom de *delirium tremens*.

Les auteurs, qui ont suivi Sutton dans la description de cette maladie, se sont plu à médire du nom
qu'il lui avait imposé. Ils en ont créé de nouveaux,
et, comme toujours, chacun de ces noms retrace quelque côté saillant de la maladie (1). Si l'occasion le
veut, je les emploierai sans scrupule dans le cours de
ce chapitre. Toutefois, je préfère donner à l'affection

(1) Synon. : Delirium tremens, Sutton. — Œnomanie, Rayer. —
Encephalitis tremefaciens, Jos. Franck. — Stupeur ébrieuse, folie alcoolique aiguë, Delasiauve. — Délire nerveux, manie, lypémanie,
mélancolie alcoolique, etc., etc.

dont je vais m'occuper le nom de *délire alcoolique*, nom
qui nous livre immédiatement et le genre et la nature
de la maladie.

Comme toute autre maladie, on peut diviser le délire alcoolique en simple et en compliqué, régulier ou
irrégulier; en vif et rapide, ou à développement lent,
d'une seule tenue ou paroxystique, etc., etc. Sutton
avait établi deux formes de delirium tremens, la forme
aiguë et la chronique. Rayer rejette cette dernière, qu'il
prétend n'avoir jamais vue (1). Toutes ces distinctions
sont, du reste, de peu de valeur et sans grande importance.

Le délire alcoolique ne s'accompagne pas ordinairement de fièvre. Il ne faut pas prendre pour un
mouvement fébrile l'excitation cardiaco-vasculaire
que provoque l'agitation délirante. Cependant la fièvre
peut se joindre à cette maladie; de là de nouvelles
divisions. Dreyfuss, cité par Rayer, divise le délire
tremblant en deux espèces, selon qu'il est sans fièvre,
ou que la fièvre l'accompagne. Cette variété se subdivise ensuite, suivant que la fièvre est inflammatoire,
gastrique, nerveuse, etc.

Je dois signaler aussi la distinction du délire en
primitif et secondaire. Sur cette distinction, le Dr Ware
a établi quatre classes de delirium tremens :

Le delirium tremens se déclare spontanément, chez
les buveurs, sans cause apparente.

Il peut survenir aussi à la suite d'un excès.

On le voit encore apparaître dans le cours des maladies aiguës.

______

(1) Mémoire sur le *delirium tremens*, 1819.

Enfin, dans le cours des maladies chroniques (1).

Quoique secondaire, dans ces deux derniers cas, il n'en est pas moins essentiel. Il complique la maladie dans le cours de laquelle il apparaît ; il ne faut pas l'oublier.

On s'est basé sur les symptômes pour établir encore d'autres divisions. Mais un symptôme, soit qu'il manque, soit qu'il s'affaiblisse ou se développe outre mesure, ne peut jamais, à lui seul, fonder une forme de l'affection. C'est pourquoi je ne saurais adhérer aux formes admises aujourd'hui. Je regarde la manie, la lypémanie, la folie alcoolique aiguë, le delirium tremens, etc., comme de simples et légères variétés du délire alcoolique.

Delasiauve, en 1852, a décrit une forme particulière de delirium, qu'il nomme suraiguë ou grave. Elle est caractérisée par l'intensité extrême ou l'incohérence des symptômes. avec terminaison fréquemment funeste (2). Son élève Legruel, la même année, se livra à une comparaison étendue, entre la forme que Delasiauve venait de décrire et la forme commune, ordinairement bénigne de la maladie (3). Mais la forme suraiguë de Delasiauve comprend des faits d'ordre différent ; elle ne peut être conservée, telle que l'auteur l'a admise. Cependant ses observations sont intéressantes, comme je le montrerai plus tard, et me conduisent à établir d'une façon naturelle les formes fondamentales de la maladie.

(1) Dr Ware, Remarcks on the history and trctement of delirium tremens (Arch. gén. de méd., 2e série, t. VI).
(2) Revue médicale : d'une forme grave du delirium tremens.
(3) Thèse de Paris, 1852.

Je laisse de côté toutes les variétés et différences admises par les auteurs. Le délire alcoolique se présente à nous sous deux formes : l'une commune et franche, qui peut être bénigne ou grave ; l'autre insidieuse dans sa marche et véritablement maligne. Afin d'éviter toute confusion, je les décrirai séparément. Je commence par la première ou forme commune.

Le délire alcoolique éclate ordinairement à la suite d'une cause occasionnelle quelconque, parfaitement appréciable : traumatisme, maladie aiguë, excès plus considérable que d'habitude ; ou bien encore sous l'influence d'une température trop froide ou trop chaude. Il est rare qu'il se développe brusquement, sans prodromes, et qu'il arrive d'emblée à sa forme caractéristique. Ce début brusque a été observé cependant, tantôt au milieu de l'ivresse ou lui succédant immédiatement, tantôt peu d'heures après un accident grave.

Souvent, après une série d'excès, avec ou sans ivresse, les prodromes du délire se manifestent :

Quoiqu'il cesse de boire, l'alcoolique ne rentre pas dans son état normal ; la tête, au lieu de se dégager comme d'habitude, reste congestionnée ; elle est lourde et douloureuse ;

Le sommeil est court, agité par des rêves, des hallucinations passagères ;

Les traits sont altérés, les yeux brillants, gonflés, fixes, parfois avec une expression singulière ;

La langue est chargée, épaisse, souvent dépouillée, la gorge sèche, la soif vive, la dyspepsie prononcée ;

le caractère change, le malade est énervé, inquiet, il a peur ; il est pris de courbature, de lassitude, de douleurs vagues et de fourmillements ; le tremblement apparaît, ou s'il est habituel, il s'exagère, et surtout s'étend.

Vers le soir, de légers troubles intellectuels se montrent, avec de l'agitation ; la peau tend à se couvrir de sueur.

Cet état peut persister pendant quelques jours, et le malade revenir à la santé, soit par les seuls efforts la nature, soit par un traitement approprié ; il est malheureusement assez rare qu'il en soit ainsi. Dans la plupart des cas, les phénomènes nerveux s'accroissent progressivement. Très-souvent, après de nouveaux excès, l'insomnie opiniâtre s'établit et le délire apparaît.

Quand le délire se produit sous l'influence, soit d'un traumatisme léger ou grave, soit d'une maladie aiguë, son développement est plus rapide. L'agitation qui se manifeste peut être mise, tout d'abord, sur le compte de l'état fébrile ; mais bientôt le délire se caractérise : léger, puis s'élevant peu à peu, il arrive à dominer tellement la maladie qui l'a provoqué, que celle-ci s'efface presque complétement devant lui.

Le délire débute presque toujours vers le soir ou dans la nuit. L'agitation augmente progressivement, par saccades : les hallucinations, d'abord superficielles et fugaces, deviennent persistantes ; le malade court çà et là, se lève, se couche et se tourne sans cesse dans son lit ; il parle, regarde et cherche à prendre des objets imaginaires ; il est susceptible encore d'attention et de réponses exactes, et se laisse conduire facilement.

A cette agitation peut succéder un temps de repos, ordinairement court, et d'autant plus passager que l'agitation doit être plus vive.

Le pouls est accéléré, la peau chaude et moite; la respiration fréquente; le tremblement très-marqué aux membres supérieurs, aux lèvres, à la langue, ce qui rend la parole difficile, la voix tremblante. La face est congestionnée, perlée de sueur; l'œil vif, hagard, humide; les modifications intellectuelles s'étendent, et le délire est définitivement établi.

Alors s'élèvent à leur apogée les troubles de la pensée, des sens et du mouvement. Les illusions, les hallucinations se succèdent avec une rapidité singulière; l'agitation est extrême. Les conceptions délirantes s'accompagnent de cris, de paroles incohérentes, de mouvements étranges et d'actes insensés.

Les hallucinations affectent tous les sens, mais surtout la vue et l'ouïe. Des animaux fantastiques, effrayants, des rats, des grenouilles, des serpents, des oiseaux, courent sur les murs, le plancher, le lit, volent et vont en tous sens. Un marchand de hannetons voyait de ces petits animaux par milliers et cherchait à les ramasser. Ce sont là les hallucinations les plus fréquentes dans le délire alcoolique, mais ce ne sont pas les seules.

Les hallucinations se rapportent parfois exclusivement à la profession de l'individu. Un charbonnier, qui mourut à la maison de santé, croyait servir ses pratiques, il cherchait à les satisfaire. Dans d'autres cas le malade voit des gens couchés à côté de lui, ou bien qui le poursuivent, le menacent et l'injurient. Un portier, qui avait probalement quelque méfait à se reprocher, s'entendait condamner à la prison et cherchait à s'échapper. Un cocher croyait assister à une revue, et montait à la corde de son lit, pour voir défiler les soldats.

Les hallucinations ne sont pas, en général, persistantes, elles sont variées et se succèdent vivement. Parfois il arrive que l'hallucination est fixe ; dans ce cas, le patient peut répéter les mêmes paroles pendant toute la durée du délire.

Il est bien rare que le malade reconnaisse les personnes qui l'entourent ; il se fait à leur sujet l'illusion la plus complète, les prenant pour des amis, des parents, ou bien encore. pour des ennemis, des voleurs, des assassins.

Les illusions et les hallucinations dont je viens de parler, sont la source d'idées nombreuses, sans rapport aux causes externes. Ces idées étant fausses, le jugement qui s'ensuit est faux : de là, des conceptions délirantes, des affections de l'âme diverses et désordonnées.

Les caractères généraux du délire alcoolique sont la terreur et la tristesse. Il est bien rare de trouver des malades gais et joyeux : cette gaité ne persiste jamais pendant toute la durée de la maladie, elle se montre, au début de l'attaque et fait place, plus ou moins vite à l'état mental habituel.

Rien de plus mobile que la physionomie de l'alcoolique délirant : tout à coup il se calme et affecte de l'indifférence ; d'autres fois, il tient la paupière abaissée, il a l'œil fixe, l'air résigné, mais le plus souvent, l'œil brillant, le sourcil contracté, le regard furieux, la face grimaçante de toutes les manières. Quand le malade est au lit, il se tourne à droite, à gauche, il agite la tête, cherche à regarder en arrière, ou bien veut se soulever.

La parole est brève, impérieuse, tantôt elle est facile à entendre, tantôt les phrases sont si rapides, ou le tremblement de la langue et des lèvres si prononcé, qu'il est bien difficile de les saisir. Le délirant s'adresse aux assistants, aux êtres imaginaires qu'il voit; il pousse des cris, vocifère ou marmotte quelques paroles sans suite.

Ainsi que la physionomie et la parole, les mouvements de tout le corps trahissent les affections de l'âme ; car il est rare qne le malade, ayant du délire, reste calme dans son lit, tranquille et sans grands mouvements.

Les hallucinés cherchent à fuir les dangers qui les menacent; ils se lèvent du lit, courent et peuvent alors se tuer. Il se livrent à des actes de violence contre les personnes, contre les objets, brisant tout ce qui se trouve à leur portée, repoussant obstinément les liquides ou les aliments qu'on leur tend. Tantôt ils veulent réaliser une idée et entrent en fureur, si on les arrête, si on les camisole: d'autres fois, ils paraissent marcher sans but déterminé et ils se laissent ramener assez facilement à leur lit. Enfin ils montrent un défaut de précision, de coordination dans les mouvements qui les fait trébucher et tituber comme s'ils étaient ivres.

Même au plus fort du délire, le malade n'est pas complétement étranger aux faits extérieurs. Les causes externes peuvent encore faire naître des idées en rapport avec elles ; de là des jugements justes et des réponses exactes.

Au début, il est facile d'attirer et de fixer l'attention du malade ; alors le délire cesse, et l'on peut, pendant quelque temps, obtenir des réponses sérieuses. Plus tard, il n'en est plus ainsi : la mobilité intellectuelle est extrême ; la volonté presque absente, toutes les facultés sont obtuses, affaiblies, dissociées, la mémoire singulièrement diminuée, l'instinct de la pudeur souvent aboli, les affections perverties ; le malade passe sans transitions des idées fausses aux idées justes, les mêle, et le délire, un moment arrêté, recommence et reprend son cours.

Le délire ne persiste pas au même degré, durant toute l'attaque. Il y a des rémissions pendant lesquelles le malade tend à s'assoupir ; mais bientôt l'agitation recommence. Arrivé à sa periode d'état et après peu d'heures de tenue, il décline ordinairement. Au matin les hallucinations sont moins vives, moins fréquentes, l'agitation diminue, il survient un peu de repos.

Vers le jour, le délire s'efface à peu près ; ou bien, s'il doit persister, il est léger et l'agitation peu marquée. On peut détacher le malade, qui tombe dans la somnolence et les rêvasseries habituelles. Il s'endort d'un sommeil profond et réparateur, si le délire cesse complètement ; mais souvent le sommeil n'arrive qu'après un temps plus long et une série plus ou moins nombreuse de rémissions et d'accès.

Telle est la forme commune du délire alcoolique ; elle présente quelques variétés.

L'agitation arrive quelquefois à une violence extrême, le délire est furieux; il ne présente plus le caractère simple et bénin ordinaire à cette maladie, l'exagération extrême des actions animales, aggrave singulièrement l'état des malades. Ce qui raractérise cette vérité, c'est tout autant la fureur qui pousse les hallucinés à commettre sur euxmêmes et sur les autres des actes violents et dangereux que l'intensité et le désordre de tous les mouvements.

Le délire peut encore se montrer sous un autre aspect : il peut être sombre et tranquille. On a donné à cette variété le nom de lypémanie, de stupeur ébrieuse, etc. Thomeuf, dans son essai clinique sur l'alcoolisme (1) la décrit sous le nom de lypémanie paralytique; voici sa description :

Hallucinations pénibles, tristesse profonde, abolition des sentiments affectifs, perversion des instincts, surtout celui de la pudeur, tremblements, parésie des membres, pouls presque toujours à l'état normal. Ce délire arrive le plus souvent chez les vieux ivrognes et débute quelquefois par un accès de delirium tremens. Les prodromes sont du reste les mêmes, dans les deux cas. Le delirium tremens peut apparaître dans le cours de la lypémanie, et il est ordinairement moins grave que quand il existe seul. Il y a alors absence d'excitation vasculaire, le visage est peu altéré, la soif peu vive, la langue nette, humide, etc. La lypémanie paralytique dure peu de temps, les malades reviennent à l'état de la période prodromique. Ils arrivent enfin peu à peu à la démence, à la stupidité, à la paralysie générale.

(1) Thèses de Paris, 1859.

J'ai tenu à donner cette description de Thomeuf, pour faire voir combien il y a peu de différence entre la lypémanie et le delirium tremens : ces deux formes se mêlent et se confondent souvent ; elles ont les mêmes prodromes, les mêmes symptômes. Il me paraît donc que la lypémanie n'est qu'une simple variété de délire alcoolique. J'en dis autant de la mélancolie et de la folie alcoolique aiguë.

Dans le délire alcoolique, il y a toujours une légère accélération du pouls ; toutefois, dans la variété dont je viens de parler, le pouls, comme le signale Thomeuf, est presque toujours à l'état normal. Il est ordinairement large, plein, fréquent, sans rudesse ; il peut présenter des caractères différents, quelquefois être petit et dur. Il suit assez exactement les variations du délire ; la rémission de l'excitation vasculaire est complète, quand la rémission du délire l'est aussi ; sinon, s'il reste même un léger degré de délire, le pouls reste toujours un peu fréquent, puis il s'élève de nouveau au moment où débute l'accès. La peau est chaude, couverte de sueur ; la respiration accélérée ; la soif vive, ce qui tient à la sueur et à l'exagération de l'activité musculaire. Dans les cas où l'agitation est moindre, la chaleur, la sueur et la soif sont peu marqués.

Le tremblement présente tous les caractères dont j'ai parlé au chapitre 2 ; il est très-faible, très-limité, ou bien très-étendu ; il varie d'un jour à l'autre d'un accès à l'autre, quelquefois dans le même accès.

La maladie se développe ordinairement par une

série d'attaques, sans qu'il soit possible de prévoir ni leur intensité ni leur nombre. Les rémissions sont plus ou moins complètes et longues, et peuvent durer tout le jour. La marche du délire n'a rien de réglé ni de calculable; il ne tend pas à une solution franche; il cesse brusquement, ou par épuisement de l'action nerveuse animale; aussi est-il impossible d'en fixer la durée. Ware indique soixante à soixante-douze heures; le délire peut persister beaucoup plus long-temps.

Le délire alcoolique étant complétement effacé, il reste, pendant quelque temps, de la faiblesse et de la débilité intellectuelle. Après une série d'attaques, les malades peuvent tomber dans l'idiotie et la démence.

Je n'ai point hésité à admettre, au début de ce cha-pitre, une forme insidieuse et maligne du délire alcoo-lique. Je l'établis sur l'indication de mon maître, le Dr Chauffard, d'après les exemples que j'en ai pu re-cueillir et l'étude des auteurs.

Etat en apparence peu grave; faibles changements dans le pouls et la chaleur; délire avec stupeur sans grande agitation, parfois délire violent; puis tout à coup, alors même que le traitement paraît efficace, abattement, prostration subite des forces et mort. Rien à l'autopsie capable d'expliquer une terminaison fu-neste aussi rapide. Tels sont les caractères généraux de cette forme vraiment ataxique insidieuse et ma-ligne.

Voici deux notes de Jos. Franck, qui retracent en

partie les caractères insolites que revêt parfois cette maladie :

« J'ai rendu à la santé, comme par enchantement, dit-il, plusieurs malades affectés de delirium tremens, au moyen de l'éther, de l'ammoniaque, de l'opium. Il n'y avait pas de fièvre, et l'aspect des malades, les sueurs froides, le pouls tremblant, indiquaient une résolution prochaine des forces vitales.

Hufeland a donné au delirium tremens le nom de *fièvre lente nerveuse des buveurs*. En effet, j'ai vu des exemples de cette maladie, où le délire sans folie furieuse, avec de l'aversion pour le lit, insomnie, tremblements des mains et de la langue, soubresauts des tendons et sueurs froides (mais sans que la grande prostration des forces se fût déclarée), ressemblait tellement à la fièvre nerveuse d'Huxam, qu'une goutte d'eau ne ressemble pas davantage à une autre » (1).

Je tire de la *Nosographie philosophique* de Pinel une observation qui justifie pleinement les observations de Franck: Dans son chapitre des fièvres malignes et ataxiques, Pinel donne une histoire particulière de fièvre ataxique continue, terminée par la mort, qui me paraît être un parfait exemple de délire alcoolique malin.

« Un homme âgé de 45 ans semblait avoir passé par tous les degrés de l'abus des boissons alcoolisées : il avait d'abord commencé par boire chaque jour quelques bouteilles d'un vin généreux, et il avait fini par

(1) Traité de médecine, traduct. française, **V. t. II**, p. 162, n° 7 ; p. 163, n° 10.

en boire jusqu'à huit à dix bouteilles, en faisant même un choix des vins les plus spiritueux ; ses sens blasés ne pouvant plus être excités par les vins ordinaires, il y mêlait de l'eau-de-vie pour les rendre plus forts. Cet expédient devenant encore insuffisant, après quelque temps, il en vint jusqu'à faire infuser de la cannelle, de la noix muscade et d'autres aromates les plus forts, dans le vin destiné à sa boisson : c'est dans ces circonstances qu'il fut conduit à Bicêtre, l'an II (1793), pour des événements de la Révolution, et qu'il fut réduit, par conséquent, à un régime beaucoup plus sobre.

« Un mois après sa détention, il fut transporté aux infirmeries pour cause de maladie ; il se plaignait d'un grand abattement, et disait avoir éprouvé précédemment quelques frissons irréguliers ; son pouls était presque naturel, son visage peu altéré ; nul symptôme d'affection gastrique, nulle douleur particulière ; le lendemain, calme apparent, mais sorte de délire taciturne, réponses vagues aux questions que je lui faisais, sorte de stupeur, air d'étonnement, gestes ridicules ; très-grande agitation durant la nuit.

« Le troisième jour, prostration extrême des forces, aphonie, pouls très-faible et déprimé (excitants internes et vésicatoires). Nulle rubéfaction favorable. On augmente en vain la quantité de cantharides une deuxième, une troisième fois.

« Le cinquième jour, mort inévitable. »

Ce cas, je l'ai dit, me paraît être un délire alcoolique et non une fièvre continue. Remarquons ce que dit Pinel : Il n'y avait chez son malade nul symptôme d'affection gastrique, nulle douleur particulière. Et si cela ne suffit pas pour éloigner toute idée de fièvre essentielle continue, je puis encore invoquer l'âge du malade, ses antécédents, les causes parfaitement indiquées, les caractères de la maladie elle-même ; toutes choses se rapportant bien au délire alcoolique et à la forme insidieuse et maligne que Hufeland appelle la fièvre lente nerveuse des buveurs. Pinel ne s'était pas trompé, du reste, sur le caractère insolite et pernicieux de la maladie qu'il observait.

J'ai déjà parlé de la forme de délire alcoolique décrite par Delasiauve, sous le nom de *délire suraigu*. En lisant la note que cet auteur a insérée dans la *Revue médicale*, il est facile de s'assurer qu'il confond sous une seule et même dénomination deux variétés de délire bien distinctes et qu'il importait de séparer :

D'abord une variété grave de la forme commune, caractérisée par un délire avec fureur, une agitation extrême, une vive excitation cardiaco-vasculaire, de la chaleur et de la sueur parfaitement en rapport avec l'intensité des désordres nerveux ;

Ensuite une variété de la forme insidieuse. Delasiauve la dépeint ainsi : délire avec fureur, agitation violente, altération des traits indiquant une prostration profonde ; en même temps, le pouls contraste par son rhythme presque normal avec l'ensemble des symptômes.

Legruel, développant les idées de Delasiauve, n'a vu dans le delirium suraigu que la première variété ; aussi pour lui, ce que vient de décrire son maître ne diffère-t-il de la forme commune et bénigne que par la violence extrême et l'intensité des symptômes. Il ne vit pas que ce qui faisait l'intérêt des observations de Delasiauve étaient cette incohérence des symptômes, cette prostration profonde qu'il signale et qui se montrent en même temps qu'une agitation extrême, le pouls étant presque naturel. Or, ces phénomènes caractérisent la variété que j'ai indiquée la seconde; ce sont eux qui la distinguent, qui l'établissent à part et empêchent de jamais la confondre avec le délire commum bénin ou grave; c'est pourquoi je n'hésite pas à la ranger dans notre forme insidieuse et maligne du délire alcoolique.

J'ai trouvé dans la *Pathologie chirurgicale* de Billroth, récemment traduite en français, un passage qui se rapporte à notre sujet. Cet auteur ne peut partager l'opinion des chirurgiens qui admettent que le délire alcoolique n'est pas défavorable. Il a vu mourir au moins la moitié des malades qu'il a traités. « Ils tombaient souvent subitement dans le collapsus, perdaient tout sentiment et mouraient bientôt après » (1).

J'ai pu me convaincre de l'exactitude de ce qu'avance Billroth.

Un homme de 62 ans, adonné depuis très-longtemps aux boissons spiritueuses, fut pris d'un tremblement des membres assez marqué, vers la fin de mars 1867. Il continua ses excès. Le 30 avril, hallucinations.

Nous l'observons pour la première fois le 2 mai. Le pouls est normal, pas de sueurs, tremblement des

______

(1) Page 131.

membres, hallucinations, pas d'excitation. Le soir, l'agitation est vive ; on le camisole.

Le 3, calme complet ; même état que dans la journée du 2. Il prend 0,20 cent. d'opium en 4 pilules. Le soir, augmentation notable du tremblement des membres supérieurs ; c'est le seul phénomène remarquable. Pas d'agitation. Tout à coup, dans la nuit, le malade tombe dans un affaissement profond, et ne tarde pas à mourir.

Un cocher de 34 ans, buveur décidé, fit, le 25 et le 26 du mois de février, de nouveaux et grands excès : perte d'appétit, un peu de faiblesse. Il entre dans le service le 2 mars, à cinq heures du soir.

Légères hallucinations de la vue et de l'ouïe. Il croit assister à une revue et grimpe à la corde de son lit pour voir défiler les soldats ; il paraît très-satisfait. Le pouls est calme. Légers tremblements. Les hallucinations cessent très-facilement quand on lui parle. Il dîne assez bien.

A six heures, il se lève de son lit et court dans les corridors. A huit heures, délire complet : le malade devient furieux. Affaissement subit et mort à deux heures et demie du matin.

Je range à côté des observations précédentes un cas dans lequel nous avons encore vu la mort survenir d'une façon inopinée, alors que l'état général n'étant pas mauvais, le délire sans grande agitation, et le traitement institué paraissant agir favorablement, on pouvait raisonnablement espérer.

Un valet de chambre de 26 ans, homme robuste, et

qui avait l'habitude d'achever toutes les bouteilles que son maître entamait, et le nombre n'en était pas petit, fut pris d'un léger malaise le 22 juin.

Le 23 et le 24, délire violent.

Le lendemain, fièvre, stupeur,. anxiété, crainte de mourir. Cette crainte l'a obsédé pendant tout le cours de sa maladie. (Ventouses scarifiées à la nuque; potion camphrée.) Dans la nuit, délire.

Le 27, le pouls bat à 120; pas d'agitation. (Teinture de digitale, 6 grammes.)

Le 28. Tremblement considérable de tout le corps. Les lèvres et la langue sont tellement agitées, que le malade ne peut prononcer le moindre mot; on continue la digitale, vésicatoires; la nuit est assez tranquille.

Le 29. Le pouls est à 104, régulier, assez mou sans dureté, le tremblement est peu appréciable, le malade parle distinctement, il dort pendant le jour (digitale). Le soir, pouls à 68, mou, avec quelques irrégularités, légers tremblements aux lèvres, aux mains, aucune agitation. Le malade parle et répond bien à toutes les questions. La première partie de la nuit se passe tranquillement, mais à deux heures du matin, le délire reparaît peu intense et le malade meurt subitement à quatre heures, c'est-à-dire deux heures après la reprise.

L'autopsie dans ce cas, comme dans les deux précédents, en nous permettant de constater qu'il n'y avait pas d'autres lésions appréciables que les troubles superficiels qu'on a coutume de rencontrer chez les alcooliques délirants (état gras, congestion et suffusion séreuse méningienne, dégénération graisseuse des capillaires de l'encéphale, etc.), confirma notre manière de voir, au sujet de ces trois malades.

Afin de fixer davantage l'existence de la forme maligne du délire alcoolique, je puis encore citer les remarques suivantes de Pauli, dans ses observations sur le traitement du delirium tremens.

Cette maladie peut prendre, dit-il, un caractère de malignité : le pouls s'affaisse subitement, la face devient grippée, la respiration difficile, une sueur froide couvre la peau.....

Il pense que dans ces cas l'opium à haute dose, le camphre, l'ammoniaque, les vésicatoires, les lotions stimulantes. peuvent rendre de réels services (1).

Je termine par une variété dont la gravité n'a échappé à personne; je veux parler du délire qui se complique de convulsions. Ces convulsions sont épileptiformes; elles se manifestent quelquefois au début de la maladie et peuvent aussi se montrer à la fin ou dans son cours.

Marcé dit : « il n'est pas rare que la mort ait lieu presque subitement au milieu d'une agitation violente et après des mouvements convulsifs survenant par accès séparés à peine par un court intervalle» (2).

Mon maître Pidoux affirme qu'elles sont toujours d'un pronostic très-grave. J'ai recueilli le fait suivant dans son service.

Le 27 février, 1866, salle Saint-Henri, à Lariboi-

<hr>

(1) Gazette médicale, 1831.
(2) Marcé, *loc. cit.*, p. 643.

sière, entra un garçon vinaigrier, toujours bien portant, fort et robuste, qui faisait un abus énorme de toute espèce de boissons.

Depuis quelques jours, malaise, insomnie et rêves pénibles. Le soir de son entrée, délire.

Le 29. 3 grammes de laudanum ; le malade repose pendant la nuit.

Le 1er mars au matin, l'agitation commence. Au moment de la visite : perte de connaissance, état d'asphyxie, convulsions presque continuelles. Devant nous attaques d'éclampsie très-remarquables ; pendant le jour, les convulsions cessent ; la nuit, le malade dort.

Le 2 et 3 mars le malade est en bon état, il rit, plaisante, se lève et mange.

Dans la nuit du 3 au 4, délire qui continue toute la journée du 4 ; mort subite le 5 au matin sans que les convulsions aient reparu.

Nous ne rencontrâmes à l'examen cadavérique d'autres lésions que de la suffusion séreuse méningitique et l'état gras habituellement observé chez les grands buveurs.

J'ai déjà indiqué, au commencement du chapitre, quelles sont les occasions les plus communes qui font naître le délire alcoolique ; je n'ai pas besoin d'y revenir. L'âge, le sexe, le tempérament, n'ont pas une influence marquée sur son développement. Il s'observe tout aussi bien chez les femmes que chez les hommes. Enfin il se montre dans tous les pays et dans tout le cours de l'année ; il est surtout fréquent à l'époque la plus rigoureuse de l'hiver. Les cas apparaissent aussi plus nombreux pendant les fortes chaleurs de l'été, qu'au printemps et à l'automne.

Le délire alcoolique n'est pas toujours exempt· de péril; on ne peut admettre d'une façon absolue l'idée de maladie bénigne, qu'on lui attribuait autrefois. On dirait que les formes insidieuses et malignes deviennent chaque jour plus communes. Nous avons pu nous convaincre par nous-même de leur fréquence et de leur gravité.

La forme commune se développant régulièrement et convenablement traitée est ordinairement bénigne et sans danger; elle se termine ordinairement par la guérison. Mais elle peut devenir grave par l'exagération de certains de ses symptômes ou de tous; il faut se défier tout particulièrement d'un délire furieux, ou bien d'une stupeur trop prononcé. Le délire alcoolique isolé est toujours beaucoup moins fâcheux, que quand il complique une autre maladie.

Les signes les plus certains de gravité, se tirent de l'incohérence des symptômes; cette incohérence est le caractère fondamental de la forme insidieuse et maligne, qui peut tuer au premier accès. Il faudra prendre garde à la prostration profonde et à la sidération subite, qui se déclarent brusquement au milieu d'un délire jusque là violent : nous le savons, la mort suit de près. Je n'ai pas vu guérir un seul des malades qui étaient pris d'un grand désespoir avec sentiment d'une fin prochaine et qu'aucune parole ne pouvait rassurer.

Nous avons vu combien les médecins redoutent les

convulsions qui surviennent dans le cours du délire alcoolique. Ware pense que les convulsions du début sont toujours un signe beaucoup plus défavorable, que celles qui se montrent dans son cours et vers sa fin. Pidoux n'a pas vu guérir un seul de ses malades affectés de convulsions ; on a signalé cependant quelque cas de guérison. Delasiauve cite un exemple de ce genre, dans les observations qui accompagnent la description de sa forme suraiguë ; on pourrait, je crois, en trouver d'autres.

S'il survient de fréquentes défaillances, un tremblement tel de la langue que le malade ne puisse plus prononcer un mot ; s'il y a de l'aphonie, si le pouls devient obscur, intermittent, si les extrémité se refroidissent, si la peau se couvre d'une sueur froide, il faut craindre une mort prochaine comme l'ont indiqué J. Franck, Pauli, etc., et comme j'ai pu moi-même le vérifier.

Il est également très-fâcheux de voir le malade tomber dans le coma, perdre sous lui ses urines et les matières fécales ; il est bien difficile alors de le réveiller, la langue se sèche, la sensibilité se perd, la respiration s'embarrasse et la mort survient. D'ailleurs il ne faut pas oublier qu'il est parfois bien difficile, sinon impossible, de prévoir l'issue funeste de cette maladie.

Je passe au traitement. Si le délire n'éclate pas tout-à-coup, si le malade après de notables excès de boissons est atteint de troubles nerveux évidents, mais sans grands désordres de la motricité et de la pensée, pour conjurer le délire imminent il faut intervenir.

Le malade sera placé dans un repos complet de corps et d'esprit, on l'empêchera de continuer ses excès. S'il existe des signes d'état gastrique, il faudra satisfaire à cette indication. Il conviendra également d'évacuer l'intestin soit par des lavements, soit encore par un purgatif. La soif, parfois si vive, sera calmée par des boissons abondantes, fraîches, acidules, la limonade, les sirops de groseille, de vinaigre framboisé, ou autres. L'alimentation sera légère, au choix des malades, car ils sont pris souvent d'un grand dégoût, et l'on excitera les fonctions gastriques engourdies par les divers stomachiques, comme gouttes amères de Baumé, magnésie et rhubarbe, eau de Vichy, etc. Il faudra ensuite apaiser le système nerveux : on pourra employer avec avantage les sédatifs et les antispasmodiques en les variant selon les cas, ou bien encore de légers excitants et diaphorétiques amenant secondairement une douce sédation, comme l'ammoniaque et le thé. On ne craindra pas non plus de prescrire les pédiluves sinapisés, les bains sulfureux, les bains et les douches froides, ainsi que les affusions.

L'expérience a prouvé, et de nombreuses observations ont mis ce fait hors de doute, que le délire alcoolique arrive souvent à une terminaison heureuse, par les seuls efforts de la nature. Si donc la maladie paraît simple, régulière et bénigne, c'est-à-dire si les forces ne sont pas trop affaiblies, si le délire est franchement développé et sans excès, en un mot, si tous les symptômes sont en harmonie, gardant un juste degré de modération, sans présenter rien de grave, aucune indication n'étant, du reste, évidente, il y a lieu de s'abstenir et de se livrer à l'expectation. On se bornera alors au seul régime diététique, en se préparant à combattre tout ce qui pourrait jeter du trouble dans la réaction.

Mais tout délire alcoolique ne s'offre pas avec ce degré de simplicité, soit que les symptômes se prolongent, soit qu'ils se présentent avec un caractère particulier, intense, insolite et fàcheux. Il faut alors recourir à toutes les ressources de l'art, combattre ces actes morbides, devenus un danger pour la vie, la poussant dans un courant anomal. Il importe de chercher à les adoucir et à les éteindre, afin d'enlever à la vie commune, si peu résistante dans l'alcoolisme, toute occasion de s'affaisser.

Il est aisé de voir que le délire alcoolique ne réclame pas de soi l'émission sanguine. Cependant il ne faudrait pas la rejeter absolument. Si, en effet, la pléthore emplit tout l'organisme et opprime toutes les fonctions ; ou bien s'il existe des signes évidents de congestion cérébrale, si cette congestion paraît dominer, modifier le délire et troubler la marche de la maladie ; s'il n'y a pas enfin de contre-indication trop formelle, il faudra tirer du sang. Et l'on ne se décidera que sur des indications très-précises et très-nettes, sans quoi il vaut encore mieux s'abstenir. Il ne faudra donc pas trop insister sur un semblable moyen. S'il n'y a qu'à remédier à la congestion céphalique, on préférera toujours à l'ouverture de la veine la saignée par les sangsues et les ventouses appliquées aux apophyses mastoïdes ou à la nuque.

L'émission sanguine pratiquée ou délaissée, on s'assurera de l'état des premières voies. Si la langue est amère, pâteuse, jaunâtre ; si l'on constate des signes évidents d'embarras gastrique, céphalalgie gravative, perte d'appétit, nausées et vomissements, il conviendra d'enlever cette complication par l'administration de l'émétique et de l'ipéca mélangés. Il sera bon de s'assurer aussi de l'état de l'intestin. S'il existe de la constipation, si le malade n'a pas eu de selles depuis quelques jours, il sera nécessaire de relâcher le ventre, soit par des lavements avec le miel de mercuriale, le séné et le sel de soude, soit encore par un purgatif. Si, par contre, il y a de la diarrhée, avec douleurs d'entrailles, ténesme rectal et sentiment de brûlure à l'anus, on s'abstiendra des purgatifs, et l'on mettra en usage les boissons émollientes, albumineuses, les lavements mucilagineux, laudanisés, ou encore les lavements froids.

Il conviendra ensuite de s'occuper du délire et, selon les circonstances, il faudra le combattre, chercher à le faire disparaître ou à l'adoucir. On emploiera, à cet effet, les sédatifs, les calmants, les antispasmodiques, comme l'opium, la digitale pourprée, le camphre, l'éther, le musc, l'ammoniaque, le froid, etc.

Parmi toutes ces substances, c'est l'opium qui jouit de la plus ancienne et de la plus grande réputation. Mais il ne faut pas se jeter sur le délire avec ce médicament et une statistique à la main ; il convient, avant de l'employer, de peser mûrement les indications.

« Les phrénétiques, dit Celse, ne dorment que difficilement; cependant le sommeil leur est très-nécessaire, car la plupart ne guérissent que par lui. » On se sert, pour conduire au sommeil, des substances sédatives, stupéfiantes : pavot, jusquiame, mandragore, etc., et de moyens divers. « Mais il faut en user avec la modération convenable; de crainte que l'on ne puisse plus éveiller un malade que l'on voulait seulement faire dormir. »

Joseph Franck, faisant allusion à ce passage, dit : « Lorsqu'on est débarrassé des complications gastriques et inflammatoires, rien n'arrête plus sûrement les troubles nerveux et l'insomnie que l'opium; il n'y a de nouveau dans ce remède que l'abus qu'on en a fait. » Il ajoute plus loin : « On cesse l'usage de l'opium lorsque surviennent le sommeil et l'augmentation du pouls » (1).

Des citations précédentes et de la connaissance des vertus de l'opium, on peut fixer quand il sera utile et quand il faudra le délaisser. Si le pouls est petit, dur et vibrant, si sa fréquence n'est pas très-grande, si la peau est froide ou normale et sans la moindre sueur, l'agitation étant vive, l'insomnie opiniâtre; si, en outre, il n'existe aucun signe de congestion cérébrale, on peut alors donner l'opium. On l'administrera sous ses différentes formes, en pilules, en potion, en lavements, ou encore en injections sous-dermiques. On l'emploiera toujours avec modération et en suivant attentivement ses effets, afin de s'arrêter à propos, ainsi que l'indique J. Franck. Et on ne se laissera in-

____

(1) Traité de path. interne, t. II, p. 166, n° 42, etc.

fluencer ni par l'opinion de ceux qui ont guéri tous leurs malades par l'emploi de l'opium quand même, ni par ceux qui, comme Ware, constatent, par une série d'expériences, que l'opium n'est jamais utile.

Mais il arrive souvent que le délire, avec un fond de stupeur assez marqué, s'accompagne de phénomènes congestifs, d'une excitation vasculaire vive, de chaleur de la peau et de sueur : l'opium est contre-indiqué. Si, en outre, il n'y a pas lieu de placer quelque émission sanguine, on peut administrer la digitale selon la méthode de Jones (de Jersey). Ce médecin se sert de la teinture alcoolique de cette substance. Il la donne à très-haute dose, et en quelques heures. Nous l'avons employée plusieurs fois, sans jamais dépasser 8 à 12 grammes par jour.

Dans le journal *The Lancet*, 21 avril 1866, un autre médecin anglais, le Dr G. Johnson, a publié une leçon sur le traitement du delirium tremens ; il affirme que la digitale est un médicament dangereux : si l'on publiait les cas de morts par la digitale, dit-il, ils effaceraient ceux de guérison que l'on cite.

A propos de cette dernière opinion, je ferai remarquer qu'il n'est pas question de savoir si la digitale est un médicament dangereux et difficile à manier et bien moins encore si la digitale, employée à contre-temps et par des mains maladroites, a pu occasionner la mort ; tout cela n'a rien à faire avec le traitement du délire alcoolique. Ce qu'avance Johnson nous prouve, toutefois, que la digitale, comme l'opium et toutes les substances actives, ne doit être prescrite que sur de

claires et palpables indications. L'indication étant formelle et évidente, la digitale, employée avec intelligence, calme le système nerveux; mais son action est
superficielle; elle provoque un sommeil moins profond,
moins stupéfiant que l'opium et qui s'efface plus vite;
en même temps elle abaisse le pouls, remédie aux congestions et modère la chaleur.

Si les forces sont suffisantes et ne sont pas mena-
cées d'une prochaine résolution, on pourra, dans les
cas où le délire est accompagné d'une réaction vasculaire assez notable et la saignée contre-indiquée, on
pourra, dis-je, à l'imitation de Graves, prescrire le
tartre stibié. L'émétique employé seul et à dose ré-
fractée, calme les tremblements, procure le sommeil et
la tranquillité, et c'est seulement quand la réaction a
faibli, que Graves prescrit l'opium. Il associe quelquefois ces deux substances, suivant les indications (1).

Il arrive parfois que le malade assez tranquille
et dans la stupeur a le pouls petit, rapide et vibrant,
la peau chaude, acre et sèche : l'emploi de l'ammoniaque peut alors être utile. Elle excite légèrement
les centres nerveux, en même temps qu'elle pousse à
la peau, détermine une abondante diaphorèse et une
sédation consécutive. Sous son influence, le malade
se réveille, la peau devient souple et tiède, le pouls se
calme et revient à son état normal.

Si dans le cours du délire avant tout traitement, ou

(1) Clinique, t. I. p. 681.

celui-ci restant alors inefficace, il survient des symptômes nerveux insolites, comme les tremblements violents envahissant tout le corps, avec perte de la voix,
le malade ne pouvant parler et le voulant, les convulsions, l'anxiété et l'effroi, la stupeur profonde, des
engourdissements des membres et de grandes variations du pouls, il convient d'y remédier promptement
en combattant les causes, si elles sont évidentes, ou
bien en calmant la mobilité des nerfs par l'éther, le
camphre et le musc, ou en stimulant l'action vitale et
nerveuse par l'application de larges vésicatoires.

Le régime diététique doit aussi nous occuper. Pendant les accès, on ne donnera au malade que des boissons fraîches, en grande abondance et selon son désir,
du vin étendu d'eau, des bouillons. Il ne faut pas oublier que les grands bains tièdes, les pédiluves, les
compresses imbibées d'eau froide appliquées sur la
tête sont parfois très-utiles.

Si l'agitation n'est pas trop forte, on laissera au malade la liberté ; au lit, il sera peu couvert, et l'on mo-
dérera la température de la chambre. Si l'agitation,
au contraire, est grande et violente, on n'hésitera pas
à placer le délirant dans des conditions telles qu'il ne
puisse nuire ni à lui, ni aux autres. Au besoin on le
camisolera et on le fixera largement et de façon qu'il
ne soit pas oppressé et dans une position fatiguante.

On s'occupera encore des diverses complications
qui peuvent survenir, selon leur importance ; on n'ou-
bliera pas non plus de surveiller la maladie dans le
cours de laquelle a pu éclater le délire. S'il s'est élevé

à la suite d'un traumatisme comme plaie, fracture, etc., il sera urgent d'attacher plus étroitement le malade, afin que, par ses mouvements désordonnés, il ne rende pas grave un accident léger. Enfin, je renvoie pour les indications plus générales à la partie du chapitre précédent qui est consacrée à l'étude des réactions dans l'alcoolisme.

CHAPITRE IV.

DES MALADIES ORGANIQUES ALCOOLIQUES.

Nouveaux développppements de l'alcoolisme : la lésion. — Origine et
nature des fonctions organiques. — Caractères constitutifs des maladies organiques. — Déterminations alcooliques locales. — Rapports des maladies organiques aux autres symptômes de l'affection et marche de l'alcoolisme. — Développement des maladies
organiques : l'inanition, la cachexie séreuse, la démence et la paralysie, période terminale de l'alcoolisme.

Ce que j'ai dit au chapitre ii, touchant l'hypergénèse et la dégénération graisseuse ne saurait suffire
à la conception complète de l'alcoolisme : il n'est pas,
peut-être, de maladie plus féconde en affections secondaires. Le délire nous a déjà fourni un exemple
intéressant de cette élévation du symptôme jusqu'au
rang de maladie ; nous allons voir le trouble nutritif
pousser l'alcoolisme dans de nouvelles voies. La lésion, d'abord pur symptôme, s'essentialise, se développe par elle-même, et devient cause et occasion
puissante de troubles nombreux et divers.

Voilà donc une cause seconde qui s'élève ; les maladies qui en résultent tirent leur importance et leur
gravité, non de la nature de la lésion, mais bien de sa
forme et surtout de l'organe qu'elle affecte. Les dérangements de fonctions que nous allons rencontrer
maintenant ne sont plus essentiels ; ils dépendent du
trouble nutritif et végétatif et sont les symptômes d'é-
tats et de maladies organiques. Afin de bien saisir les
caractères et le développement de ces nouvelles maladies, jetons un coup-d'œil rapide sur l'origine et la

nature des facultés particulières dont les organes vont être profondément lésés.

J'ai déjà eu l'occasion d'en parler : au milieu de la substance plasmatique, se trouvent chez les animaux supérieurs et complétement développés, des éléments variés, la plupart groupés de manière à former ce qu'on nomme des organes, ou comme on dit encore, des instruments de fonctions. Or, les mêmes facultés s'incarnent dans toute cette masse vivante ; jusqu'au dernier élément, cette masse se nourrit, végète et possède le sens et les mouvements nécessaires au complet développement de ces deux fonctions. A ces facultés fondamentales, communes, obscures, et se dérobant à nos regards, les éléments groupés en organes joignent des facultés plus vives et plus éclatantes, qui paraissent tellement dominer les premières, qu'on pourrait les croire nouvelles et résulter de l'organe lui-même, dès lors, véritable cause de ces nouvelles fonctions. Cependant, pour si supérieures qu'elles paraissent, les facultés organiques, ne sont jamais qu'une émanation, un épanouissement des facultés communes, variant et multipliant d'autant plus leur mode d'agir, que l'être est plus perfectionné.

La vie n'est pas différente d'elle-même ; ses caractères généraux sont identiques, dans les organismes inférieurs, comme dans les supérieurs. Tout être vivant possède les facultés fondamentales de sentir, de se nourrir et de végéter ; nous les trouvons dans l'homme comme dans la plus obscure animalité. Mais, à me-

sure que l'animal s'élève, combien changent ses conditions d'existence ! Pour répondre à des besoins supérieurs et nouveaux, les facultés se modifient, non
pas dans leur nature, mais dans leur puissance et
leur capacité de sentir et de réagir. A mesure que
l'être se dégage et s'élève au-dessus des organismes
rudimentaires, à mesure aussi les diverses facultés
se dégagent et s'élèvent au-dessus de l'activité commune, elles surgissent de cette masse vivante, qu'elles
pénètrent à l'infini ; elles revêtent, en quelque sorte,
une forme visible et palpable, elles se centralisent.
Or, c'est cette centralisation qui seule est nouvelle,
c'est l'organe de cette centralisation qui est nouveau,
et ce n'est pas la fonction.

Je le répète, les fonctions particulières organiques,
ne sont qu'un développement de la vie commune ;
elles multiplient en sens divers et augmentent la
puissance de cette vie, qui leur donne en retour les
forces nécessaires à leur activité ; et de plus, leurs
rapports sont tellement radicaux, qu'il n'est pas de
trouble qui, frappant une des facultés particulières, ne
retentisse sur la vie commune, ou qui, atteignant
cette vie, n'aille ébranler les premières. J'ai montré
dans la cachexie alcoolique, l'affaiblissement des fonctions organiques qui résulte de la faiblesse et de la
perversion nutritive : nous allons voir l'affaiblissement, l'anéantissement des facultés particulières entraîner dans un courant fatal la nutrition elle-même.
C'est que les centralisations fonctionnelles ne sont
pas indifférentes au maintien de la vie du tout. Elles
sont un des caractères essentiels de l'unité vivante ;
les supprimer, c'est supprimer secondairement et né-

cessairement la vie générale et provoquer la dissolution de l'individu.

Les troubles nutritifs et végétatifs alcooliques, quoique généraux, se déterminent cependant, d'une manière plus spéciale, sur certains organes et appareils.
Ces déterminations varient selon les individus, peut-
être selon les pays et les liquides spiritueux : la lumière n'est pas encore faite sur ces divers points.
Elles sont l'origine des maladies organiques dont je
puis donner maintenant les caractères constitutifs.

Qu'est donc la maladie organique? Le professeur
Tardieu l'a caractérise ainsi : «Affection essentielle-
ment constituée par une lésion dans la forme, le volume, les dimensions, ou la consistance d'un organe
isolé, et dont les caractères symptomatiques sont
subordonnés aux effets locaux de la lésion organique
particulière, et au trouble des fonctions de la partie
lésée.»(1). Lésion essentielle, affectant un organe et
occasionnant le trouble et l'anéantissement de sa
fonction particulière par la destruction progressive
de la condition instrumentale de cette fonction : ce
sont bien là, en effet, les caractères fondamentaux de
la maladie organique. Le trouble nutritif et végétatif
ne supprime pas la fonction directement et en s'atta-
quant à elle-même : il l'anéantit en supprimant l'appareil qui la soutient, ou en modifiant tellement cet
appareil, que toutes les conditions organiques de la
fonction se trouvent changées ou détruites.

(1) Manuel de pathologie et de clinique médicales.

Ce ne sont pas seulement des modifications locales
que cause la maladie organique. Ces modifications
sont, il est vrai, les plus manifestes et les seules qui
attirent généralement l'attention ; mais, si l'on a bien
suivi ce que j'ai dit au sujet de l'origine des fonctions
organiques, il est facile de comprendre que le mal ne
doit pas s'arrêter là. La maladie organique n'est vraiment constituée que quand est atteinte et troublée la
fonction que représente l'appareil affecté. Or, ce trouble ne restera pas limité à l'organe : il le franchira, il
suivra au-delà l'activité organique elle-même ; il re-
tentira nécessairement jusqu'aux racines de cette activité : voilà ce qui fait l'intérêt puissant de ces maladies. Elles nous font assister à la suppression lente,
graduelle, mais fatale, d'une des expansions fonctionnelles de la vie commune. Elles tendent à faire des-
cendre cette vie à un état inférieur, état qu'elle a
franchi dans son évolution, qu'elle ne connaît plus,
et auquel elle ne peut plus revenir.

La lésion alcoolique présente, dans sa forme et
dans sa manière d'être, certains caractères particuliers qui font que les maladies qu'elle engendre sont
comme le type des maladies organiques. La lésion est
diffuse; elle porte d'une manière à peu près égale sur
tout l'appareil qu'elle affecte ; elle atteint tout aussi
bien les éléments communs que les éléments spéciaux
des organes. On trouve un exemple de ce que j'avance
dans l'appareil vasculaire. Ce n'est pas seulement le
cœur qui se charge de graisse, s'infiltre et subit dans
ses éléments constituants l'hypergénèse conjonctive
et la dégénération graisseuse; le trouble nutritif ne

se limite pas là : il se poursuit dans les artères, et nous le trouvons jusque dans les capillaires les plus ténus.

En elle-même, la lésion alcoolique n'est pas de mauvaise nature : les maladies qui en découlent sont simples, quoique fatalement mortelles. La lésion cancéreuse, par exemple, peut bien produire une maladie organique; mais ici la lésion ne se confond pas, en quelque sorte, avec la maladie organique dont elle est l'occasion; le cancer marche à part. Il n'y a pas là une maladie, mais deux. Les troubles organiques seront alors obscurcis par les troubles que provoque ou le développement trop rapide de la tumeur, ou l'infection seconde de l'économie par des éléments cancéreux, ou par la mort et la désagrégation ulcéreuse du nouveau tissu. Il n'y a rien de semblable dans les maladies organiques alcooliques. Aussi, dans ces dernières, peut-on assez bien juger des troubles fonctionnels par l'étendue de la lésion, et réciproquement. C'est pourquoi lentement, insensiblement, s'affaiblit la vie générale à proportion que s'affaiblit la fonction particulière affectée; la mort, parfois, semble n'arriver qu'au moment extrême où cette fonction va s'anéantir.

La diffusion de la lésion et les autres caractères que nous lui avons assignés ne se rencontrent pas seulement dans le système vasculaire, on peut les retrouver dans tous les autres appareils.

La cirrhose du foie est une des manifestations les

plus communes de l'alcoolisme. La description de la lésion qui constitue cette maladie, minutieusement étudiée jusque dans ses moindres détails, est classique aujourd'hui; c'est le type de la lésion alcoolique se montrant sous ses deux formes, l'hypergénèse conjonctive et la dégénération graisseuse. Or, les changements survenus dans la constitution de cette glande ne représentent pas à eux seuls les lésions que l'alcoolisme développe sur l'appareil digestif.

En effet, chez le buveur, l'estomac n'est jamais à l'état normal : il est en général dilaté, et ses parois amincies. L'hypertrophie du tissu sous-muqueux va bien rarement jusqu'à produire des épaississements et des indurations manifestes; pour moi, je ne l'ai jamais vu. La muqueuse est boursouflée, molle, friable, indurée, ratatinée, mamelonnée et couverte de taches ardoisées. En outre, on trouve encore à sa surface et dans son épaisseur, les lésions que produisent les liquides ingérés trop fortement caustiques. Les glandes de l'estomac, enfin, sont volumineuses; leur épithélium est granulo-graisseux.

Dans l'intestin, on ne rencontre plus des troubles aussi apparents. Lancereaux, à qui l'on doit une étude complète de la lésion alcoolique, dit à ce sujet : « L'intestin grêle est rarement affecté, mais il n'en est pas de même du cæcum, où l'on voit reparaître des altérations très-analogues à celles de l'estomac, à savoir : l'épaississement avec induration et coloration ardoisée de la muqueuse, l'hypertrophie des glandules.... Quelques faits établissent l'existence possible de ces lésions dans le reste du gros intestin. Nous les avons nous-même observées dans trois cas, alors qu'elles semblaient ne pas devoir se rattacher à une autre cause que l'alcoolisme. La membrane muqueuse , qui en était le siége, plus épaisse et plus ferme , avait une coloration grisâtre ou ardoisée. »

Cet auteur ajoute encore : « Le foie est, de toutes les glandes annexes du tube digestif. celle qui subit le plus facilement l'influence des alcooliques.... Les autres glandes ne sont pourtant pas à l'abri de toute espèce de modification anatomique. Dans un cas recemment observé par nous, les glandes parotides et sous-maxillaires étaient molles, jaunâtres, et manifestement envahies dans leur épithélium par la dégénérescence granulo-graisseuse. Le pancréas, volumineux et jaunâtre, nous a présenté six fois la même altération, le plus souvent chez des individus chargés d'embonpoint. Il arrive de trouver dans les mêmes conditions cet organe petit, atrophié, ratatiné, et comme le foie, atteint de cirrhose... Sa trame fibreuse est épaissie, son élément glandulaire granuleux en voie de dégénérescence et d'atrophie» (1).

Revenons, pour un instant, au centre circulatoire : la lésion alcoolique y est très-commune. J'ai signalé le cœur, dans la cachexie, comme se chargeant très-abondamment de graisse ; il subit en outre des altérations plus profondes. La graisse se dépose en abondance sous le péricarde viscéral ; elle pénètre dans les sillons, elle écarte les fibres musculaires ; ces dernières se disjoignent, s'isolent, se détruisent ; les stries de

____

(1) Lancereaux, *loc. cit.*, p. 627 et 650.

celles qui persistent sont à peine visibles ; la dégénération graisseuse de cet élément si important du cœur,
plus ou moins avancée, est constante. Par suite de ces
troubles, les parois du cœur perdent leur tonicité,
leur ressort, elles s'affaissent, sont friables et faciles
à déchirer ; les cavités ventriculaires sont en général
agrandies ; il en résulte un état d'atonie qui rend l'organe incapable de remplir convenablement ses fonctions.

La dégénération graisseuse des fibres musculaires
cardiaques s'accompagne-t-elle de troubles nutritifs
des nerfs et des vaisseaux du centre circulatoire ? S'accompagne-t-elle d'hypergénèse conjonctive ? Trousseau avance, dans sa clinique médicale, que des lésions valvulaires et toutes leurs conséquences peuvent
reconnaître pour cause l'affection alcoolique ; voici du
reste ses propres paroles : «Certes, les lésions vasculaires du cœur ont souvent pour cause première un
rhumatisme articulaire aigu ; cependant la clinique
vous apprendra encore qu'il peut exister des lésions
des orifices mitral et aortique, sans qu'il soit possible
de retrouver dans les antécédents des malades aucune
manifestation articulaire de la diathèse rhumatismale.
On peut affirmer que le rhumatisme fait souvent les
maladies du cœur ; mais il faut reconnaître aussi
qu'il est des lésions cardiaques qui reconnaissent
toute autre cause. Et, pour n'en citer qu'une, l'intoxication alcoolique qui détermine des altérations de
nutrition si remarquables dans les enveloppes fibro-
séreuses du foie et du cerveau, réclame certainement
sa part dans l'étiologie des affections organiques du

cœur. Cette étiologie, du reste, est déjà prouvée par la coïncidence si fréquente des lésions du cœur et de la cirrhose chez les buveurs d'alcool » (1).

L'organe le plus important de la fonction urinaire, son centre, n'est pas à l'abri des troubles nutritifs dont nous étudions les diverses déterminations. Le rein est fréquemment affecté chez l'alcoolique ; l'hypergénèse et la dégénération graisseuse sont encore ici les formes sous lesquelles se présente la lésion. L'affection de l'appareil rénal est moins commune dans nos pays que dans les régions septentrionales, toutefois il n'est pas rare de l'observer à Paris. La maladie organique qui en résulte se range comme importance à côté de celles de l'appareil digestif et des centres nerveux.

Si nous considérons l'appareil rénal dans son extension la plus grande, nous devons le regarder, non comme formé seulement par les reins, mais bien encore par les glandes du tube digestif et les sudoripares. Nous savons que celles de l'intestin sont fréquemment lésées ; rien ne s'oppose, je crois, à ce que l'on admette que celles de la peau le puissent être aussi : d'ailleurs, nous l'avons dit, l'alcool s'élimine souvent par elles. Il sera donc possible, dans quelques cas, d'observer la lésion de toutes les parties qui concourent à la fonction d'urination : tout l'appareil sera affe cté.

Je signale en passant l'atrophie des testicules qui est due à la dégénération graisseuse des éléments

(1) Clinique médicale, vol. III, p. 386.

essentiels de ces glandes, ainsi que les lésions de l'ovaire encore peu étudiées, pour arriver enfin aux troubles nutritifs essentiels qui affectent si fréquemment les organes de la vie animale.

La lésion alcoolique montre une singulière prédilection pour l'appareil nerveux ; elle produit là des maladies qui peuvent se placer, sous le rapport de la fréquence, à côté de celles de l'appareil digestif; peut-être sont-elles plus communes? Je n'ai pas besoin d'insister, je crois, sur la forme qu'affecte le trouble nutritif dans les centres nerveux : épaississement des méninges, production de fausses membranes sur la dure-mère crânienne, adhérence de la pie-mère à la couche grise encéphalique, hypergénèse de la névroglie, dégénérescence graisseuse des cellules nerveuses, des capillaires, etc., etc.; tout cela est parfaitement connu. On connaît aussi leur importance, leurs variétés, leurs centralisations diverses... La paralysie générale, l'ataxie locomotrice, les paraplégies, sont les symptômes de ces altérations organiques. Or, la lésion, ici, pas plus que dans les autres appareils, ne se limite exclusivement aux centres ; elle se répand à la périphérie : les nerfs, les organes des sens, les muscles, subissent d'identiques altérations.

Dans l'appareil des sensations, ce sont surtout les yeux qui sont affectés par la maladie. La lésion alcoolique se centralise sur la rétine et sur le nerf optique ; elle présente là encore ses caractères fondamentaux. L'altération de l'organe visuel n'est jamais isolée, elle marche de pair avec les altérations nutritives et végétatives de l'encéphale et de la moelle épinière.

Enfin, Leudet et Lancereaux ont prouvé, par quelques exemples, que les nerfs peuvent subir la dégération granulo-graisseuse. Mais cette dernière lésion est rare et difficile à apprécier; il n'en est pas de même de la dégénération de la fibre musculaire, qui se rencontre à peu près constamment chez les vieux buveurs.

Telles sont les déterminations locales et les lésions, origine des maladies organiques. Il n'entre pas dans le plan de ce travail de décrire chacune de ces maladies, qui, du reste, ne sont pas propres et spéciales à l'alcoolisme; une pareille description pourrait-elle, en effet, jeter quelque lumière nouvelle sur les caractères constitutifs de l'affection qui nous occupe? Ne savons-nous pas que ces maladies apparaissent très-souvent en dehors de toute intoxication par les liqueurs spiritueuses? Les décrire, même succinctement, serait sortir de notre sujet.

Disons un mot des rapports qui s'établissent entre les maladies organiques et les autres manifestations de l'alcoolisme. L'alcoolisme ne se développe pas en une série d'effets parfaitement réglés et à succession toujours identique : chacun des actes morbides que nous avons passés en revue peut être la première et la dernière manifestation de la maladie, et n'a pas besoin pour se montrer d'être précédé des autres. Ces actes s'unissent souvent; l'une des associations les plus fréquentes est celle qui se fait entre les troubles circuatoires et les troubles nutritifs; cependant ils ne sont pas tellement unis qu'on ne puisse les rencontrer isolés. Il est bien entendu qu'on ne doit pas appeler congestion l'activité circulatoire plus grande qui accompagne toujours, et surtout les premières phases d'un mouvement végétatif vif, exagéré. Enfin, j'ai montré dans la dyspepsie la réunion de tous les symptômes de l'alcoolisme.

Les troubles fonctionnels ne précèdent pas nécessairement et fatalement la maladie organique. N'est-il pas connu de tout le monde, par exemple, que l'altération profonde du cerveau et les lésions de la paralysie générale ne sont pas nécessairement précédées de délire alcoolique? Déjà, depuis longtemps, Calmeil a signalé ces faits : « Quelques ivrognes, dit-il, tombent dans l'abrutissement et la démence, sans jamais offrir les phénomènes du véritable delirium tremens » (1).

Ainsi, rien de réglé dans la succession des actes morbides, rien de réglé dans les rapports qui peuvent s'établir à cet égard entre les maladies organiques, la congestion, la névrose, les troubles sécrétoires alcooliques. Combien de buveurs décidés débutent par une cirrhose! Au milieu de nombreux excès, aucun accident; parfois, pas même d'ivresse ; et tout à coup le ventre se tuméfie, les veines abdominales cutanées se dilatent, les digestions se troublent; voilà une maladie organique du foie, dont rien ne portait à soupçonner ni la naissance imminente ni même le développement plus ou moins éloigné. N'en est-il pas de même des congestions apoplectiques,

____

(1) Article *Delirium tremens*, Dict. en 30 vol.

pulmonaires ou encéphaliques? Et celui qui, subitement, à la suite d'une blessure, est pris de violent délire, premier phénomène appréciable d'une intoxication déjà profonde et insidieuse, n'est-il pas un exemple remarquable de ce que j'avance?

Ce qui rend plus irrégulière encore la succession des actes de l'alcoolisme, ce sont les rémissions que l'on observe fréquemment dans la suite de toutes ces manifestations. Ces rémissions présentent divers caractères : elles sont incomplètes complètes et courtes, ou bien enfin d'une durée telle, par suite de la cessation des excès ou de toute autre cause, que le malade ne se souvient même plus des premiers accidents. La seule modification vitale qui unisse tous ces phénomènes isolés, c'est la cachexie : c'est elle qui est le fond commun et persistant de l'alcoolisme dans l'immense majorité des cas. C'est sur elle et sur elle seule qu'il serait possible d'établir, pour la marche si irrégulière de l'affection, les trois périodes de début, d'état et de déclin.

Les maladies organiques alcooliques s'associent souvent entre elles. La lésion peut occuper en même temps tous les points de l'organisme ; mais dans ces cas elle est toujours plus avancée sur un ou deux appareils. La dégénérescence graisseuse est beaucoup plus diffuse et générale que l'hypergénèse conjonctive : alors même qu'il n'existe qu'une maladie organique bien constituée, on retrouve toujours cette dégénération en beaucoup de points.

Je n'ai pas besoin d'insister sur la gravité des maladies organiques. Par leur développement régulier, graduel, toujours envahissant, quoique pouvant res-

ter stationnaire, elles mènent fatalement à la destruction de l'organisme qui en est affecté. Leur marche
est d'autant plus rapide, qu'elles atteignent des appareils plus immédiatement indispensables au développement normal de la vie nutritive; leur durée peut
être très-longue quand elles portent exclusivement
sur les organes des fonctions animales.

Chacune des maladies organiques se développant
suivant son génie propre, aboutit à la cachexie qui lui
est particulière. Ce sont donc des cachexies secondes
qui viennent compliquer la cachexie alcoolique essentielle dont j'ai parlé au chapitre II, et que caractérise
l'état gras. Cet état persistera ou sera modifié; de là
des changements divers dans l'aspect des individus.

Parmi les cachexies secondaires, une des plus fréquentes est celle que produisent les troubles profonds
et l'affaiblissement extrême de la fonction digestive :
c'est une véritable inanition. Elle influe beaucoup
sur la cachexie graisseuse et entraîne l'émaciation
des malades, pour si gras qu'ils soient au début de la
maladie. C'est ainsi que les sujets atteints de cirrhose
et des autres lésions du tube digestif maigrissent rapidement : leur peau devient sèche et écailleuse, ridée,
avec une teinte grisâtre, jaunâtre ou terreuse; l'appétit se perd, les digestions se font mal; il survient
des troubles intestinaux : météorisme, constipation,
diarrhée, etc. ; on voit apparaître l'ascite, puis l'infil-
tration des membres inférieurs. A l'inanition qui résulte de l'incomplète chymification, par suite de l'alté-

ration profonde de l'organe hépatique, des glandes gastriques et intestinales et aussi du défaut d'absorption par la veine porte, se joignent des troubles de l'hématose : le sang subit, en effet, dans le foie d'importantes modifications qui ne s'accompliront plus. Or tous ces troubles produisent l'état particulier aux individus affectés de maladies organiques du tube digestif.

Après l'inanition et toutes ses conséquences vient une autre cachexie secondaire importante, mais moins commune, qui est la cachexie séreuse. Elle est liée aux maladies organiques des appareils cardiaco-vasculaire et d'urination, maladies qu'il n'est pas rare de voir coexister chez un même individu. L'hydropisie et les troubles de la sanguification qui l'accompagnent caractérisent cette cachexie et sont les symptômes des modifications profondes supportées par la fonction de désassimilation.

La cachexie séreuse agit peu sur l'état gras; le malade garde sa graisse. Il s'infiltre différemment selon le cas et selon la maladie organique dont il est affecté. J'ai vu de ces malheureux dont tout le système était pris, présenter l'hydropisie la plus généralisée qu'il soit possible de s'imaginer : il n'y avait, en quelque sorte, dans ces organismes, que de la graisse et de la sérosité.

Les maladies organiques du centre nerveux de la vie animale, en s'étendant, finissent par annuler cette vie. La nutrition n'est guère modifiée par ces troubles, s'il ne s'y joint pas quelque maladie qui nuise à l'assimilation et à la désassimilation. Les malades tombent dans la paralysie et la démence, ils perdent involontaire l'urine et les matières fécales, ils deviennent gâteux et demeurent plongés dans l'affaissement le plus profond, que ne trouble plus une agitation même passagère. Ils arrivent enfin au marasme, à la stupeur, à l'indifférence absolue, perdent même jusqu'au sentiment de la faim et meurent, ou sont enlevés, ce qui est l'ordinaire, soit par le développement rapide d'une autre maladie organique, soit par une affection intercurrente.

Nous voici parvenu à la période terminale de l'alcoolisme. Cette période n'est pas constituée par l'établissement des maladies organiques, mais bien par les diverses cachexies qu'elles produisent. Ces cachexies ne présentent aucun caractère particulier, propre et spécial à l'alcoolisme : l'affection a fini son évolution. Arrivée à ce point, la vie tout entraînée dans le courant affectif, ne peut plus réagir, il n'y a plus un élément sain dans l'organisme ; les fonctions particulières atteintes par la lésion vont disparaître ; la nutrition, depuis longtemps affaiblie, cédera au premier choc ; c'est là vraiment la dernière période, la période ultime, terminale, où va fatalement périr l'être vivant.

A. Parent, imprimeur de la Faculté de Médecine, rue Mr.-le-Prince, 31.

9 782014 051209